ALWAYS BE YOURSELF

がん闘病中の
髪・肌・爪の悩み
サポートブック

NPO法人 全国福祉理美容師養成協会（ふくりび）
赤木勝幸　岩岡ひとみ

英治出版

はじめに——闘病中もあなたらしく

〝ＮＰＯふくりび〟は、「誰もがその人らしく、美しく過ごせる社会の実現を目指して」を理念に、理美容の力で人々を元気に、笑顔にするための活動を20年にわたり行ってきました。活動を通し、がんと闘う多くの女性ともお会いしてきました。日本人女性の乳がん罹患率は18人に1人と言われ、実に多くの女性ががんを患い闘病しています。医療は日々進化しており、数年前とは比べものにならないほど沢山の治療法が確立され、新しい薬の開発も続いています。しかし、がん治療のひとつである「抗がん剤」治療の副作用に関しては完全に止めることができない現状があります。医療の現場では、免疫機能の低下や栄養状態の悪化には可能な限りの予防をしてくれますが、副作用の代表的なものとしてあげられる「脱毛」をはじめ、肌荒れ、爪の変色などに対してのサポートは、まだ十分には追いついていません。

お会いしてきた方の中には、周囲に闘病中であることを告げていない方や、働きながら、子育てをしながら闘病する方も大勢いらっしゃいました。社会とつながりを持ち続けながら、がんと向き合う中で避けられない容姿の変化に関わる悩みは、時に大きな精神的負担となり闘病意欲にも影響します。しかし、「命が助かるのならば、髪のことなどで悩んでいる場合ではない」と我慢をしている方や、「相談するところも無かった」といった声が私たちの耳にも届きました。医療用ウィッグの開発、普及活動などを続けていましたが、私たちの活動が本当に必要としている方に届いていない。そう強く感じました。

そこで、抗がん剤の副作用による脱毛、肌や爪のトラブルに苦しむ患者さんや、相談を受けてもサポートする手立てがなかった医療関係者の方に、正しい情報をわかりやすく伝えたいと思い、インターネット上で資金を集めるクラウドファンディングサービス『ＲＥＡＤＹＦＯ

Ｒ？』でサポートブックの制作を呼びかけたところ、２５０人を超える方の賛同を得ることができました。多くの方の協力と思いが重なり、このサポートブックはできあがりました。

本書は、ふくりびウィッグを使用したヘアカタログと髪・肌・爪の悩みサポートブックになっています。従来の医療用ウィッグに対してある「高い・おしゃれじゃない・選択の基準がわかない」といったネガティブなイメージを払拭し、医療用ウィッグでもこんなに自然で素敵なヘアスタイルができるのだと安心してほしいと思っています。心も身体も弱っている時に、情報を集めるのは非常に難しいことです。だからこそ、本書を通して様々なサポートがあることを知っていただき、美容に関することは心配せずに治療に専念してください。そして、せっかくだからいつもと違うヘアに挑戦してみよう！　もっとかわいくしてもらおう！　そんな、前向きな気持ちになってもらえたらと願っています。

ウィッグが必要な状態になっても、いつもの美容院で今までと同じようにおしゃれを楽しんでもらいたい。私たちはそう願っています。そして、髪だけではなく爪や肌の変化にも対応できるようにするため、医療関係者と美容関係者が力を合わせて、これからも課題と向き合い解決手段を見つけていきたいと考えています。

この本は私たちの第一歩です。闘病中も、歳をとってもずっと変わらず「あなたらしさ」を大切にできる。それが当たり前になる社会を目指しています。そのためのお手伝いができるのであれば、これ以上の喜びはありません。これからも地道に一歩ずつ、活動を続けていきたいと思います。

ＮＰＯ法人 全国福祉理美容師養成協会（ふくりび）事務局長　岩岡ひとみ

がん闘病の記録

闘病中の髪・爪・肌とまつ毛のお悩みQ&A

Contents

がん闘病の記録①

絶望した時を越え 闘病を支える活動を

がん患者を支える場所「マギーズセンター東京」設立に向け、代表として奔走する鈴木さん。24歳でステージIIIの乳がんを患った自身の体験を元に、がん患者に寄り添う活動を続けています。

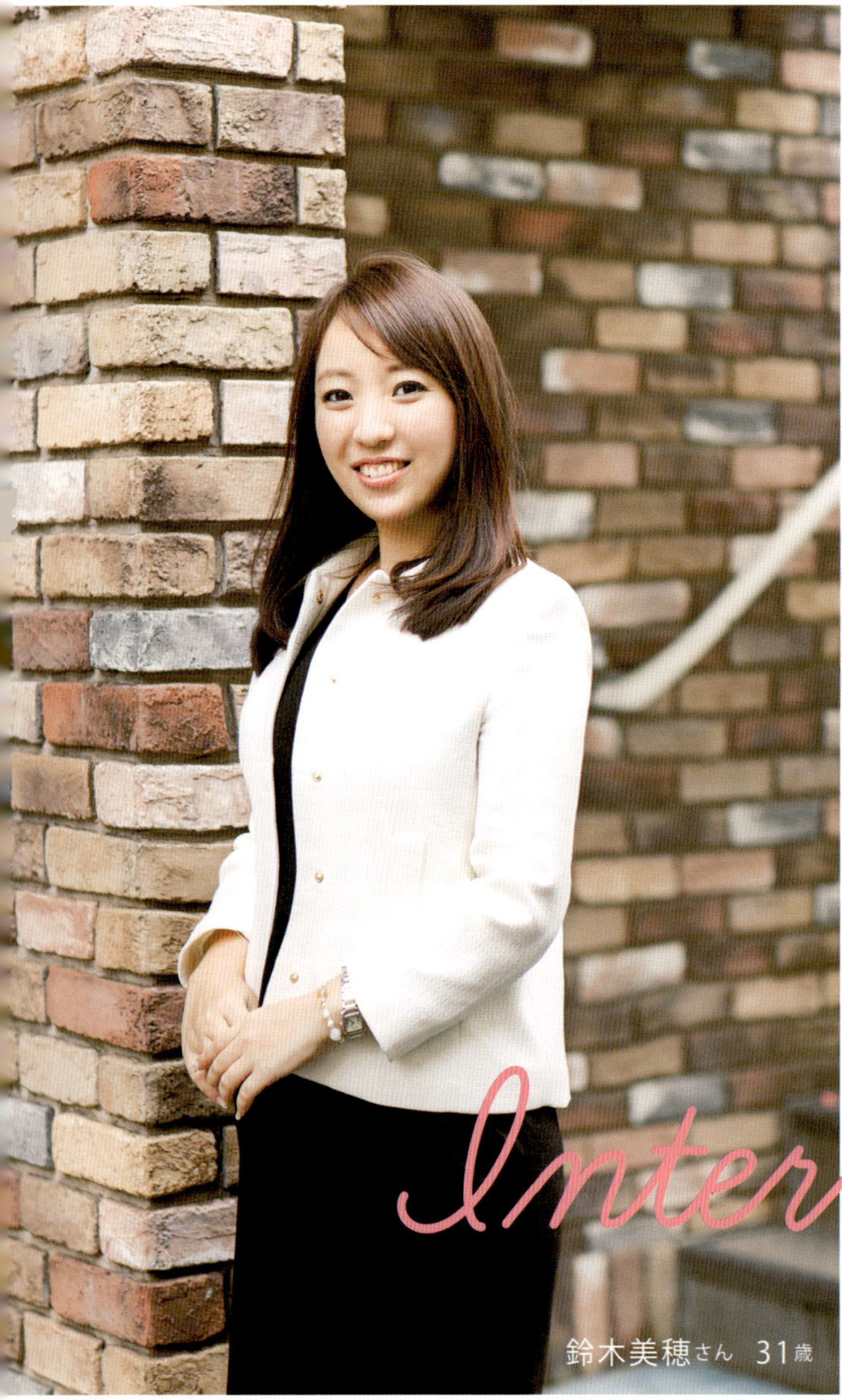

鈴木美穂さん　31歳

Interview 1

闘病を乗り越え 患者を支える側へ

夢だったテレビ局の報道記者として活躍していた２００８年、鈴木さんは乳がんを宣告されます。「精神的な落ち込みから夢と現実をさまよっているようでした」。抗がん剤の副作用で脱毛したことも落ち込みに拍車をかけ大好きな仕事に復帰するまでに8カ月かかったそう。

「復帰した私のことを会社の人たちは自然に受け入れてくれました。報道に携わる人は、ドキュメンタリーを制作したり事故現場に出向いたりする中で、様々な立場の人と日々接しています。だからこそ、どんな状況の人も理解して受け入れようとする気持ちが根付いているのだと思います。当時はそのことに救われましたし、会社の人にはずいぶん助けてもらいました」。

闘病中「この経験を活かして何かしたい」と考えていた鈴木さん。2009年に若年性がん患者のための団体『STAND UP!』を立ち上げ、体験談などを掲載したフリーペーパーを発行する活動を開始します。本業でも、がんに関するドキュメンタリーを制作するなどライフワークとしてがんと向き合うなか、情報を発信するだけではなく患者同士が集まれる場をつくりたいと考えるようになります。「闘病中は家と病院の往復ばかりになっていたので、つらい時でも安心して集まれる場所をつくりたいと思い、プロジェクト『Cue!』を立ち上げました」。月に数回場所を借りてヨガやビューティーレッスンなどのワークショップを開催。そして活動を続けていくうちに、いつでも気軽に立ち寄れる場所をつくりたいという思いが芽生えます。「アパートや一軒家を借りることも考えて情報を集めていた時に、『マギーズセンター』の存在を知りました」。

マギーズセンターとはイギリスが発祥の、がん患者や家族が集える場所のこと。「相談支援やワークショップもあり、いつでも立ち寄れる心の拠り所。それに世界にあるマギーズセンターはどの建物もすごくおしゃれ。これこそ私が求めていたものだと思いました」。共同代表の秋山正子さんとの運命的な出会いもあり、2014年5月マギーズセンター設立プロジェクトを立ち上げます。「一歩ずつですが設立に向けて動き出せています。賛同してくださった方や友人の協力があったのが本当に大きかったですね。完成まで道のりはまだまだ長いですが、2020年の東京オリンピックまでには、世界に誇れるマギーズ東京をつくりあげたいと思っています」。

希望を失わず 前を見てほしい

がん治療も日々進歩していることを感じると鈴木さんは言います。「当時は、どの病院でも全摘出を勧められました。同時再建も今ほど主流ではありませんでした。でも、この6年間で医療はめまぐるしく進歩しています。今なら温存療法で済んだかもしれないし、同時再建という選択もできたかもしれません」。だからこそ、どんな時も希望を捨てないでほしいと鈴木さん。「自分の経験を俯瞰して見られるようになって感じたことは、人はみんないつか死ぬ時がくるということ。だからこそ、どんな状況でも、希望をもって生きていくことが大切だと思っています」。

視察のためマギーズ香港へ

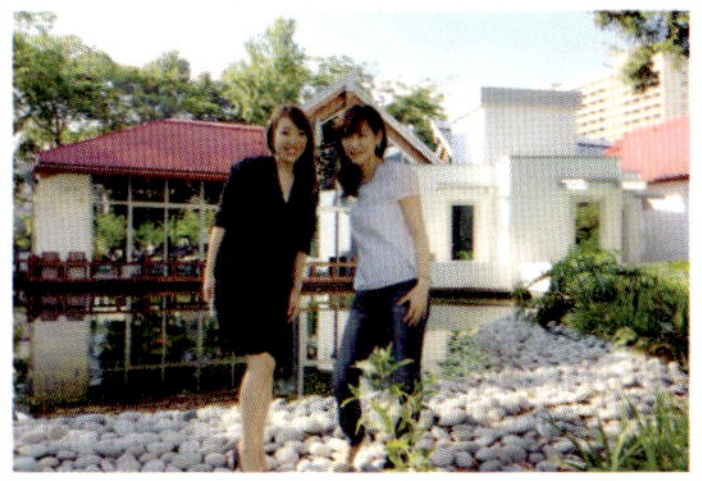

アットホームで明るい空間。突然の訪問にもかかわらず、温かく迎えてくれた。

マギーズ東京のキックオフ

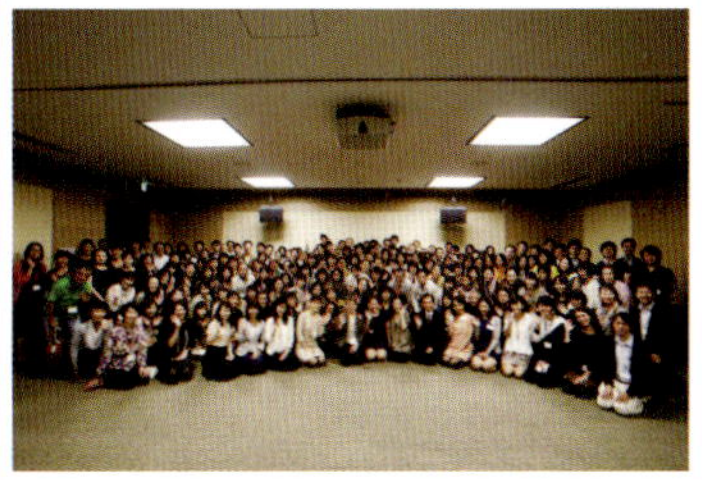

プロジェクト参加メンバーが一同に会し、大きな一歩を踏み出した記念すべき日。

がん闘病の記録②

「がんには負けない」闘病を支えた強い思い

定期健診がきっかけで初期段階の乳がんが見つかったのは56歳の時でした。前向きに治療に取り組み続けることができた影には、家族の支えがありました。

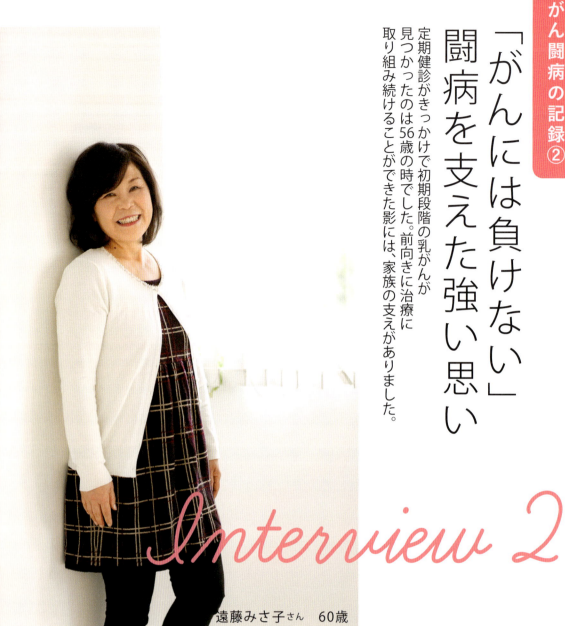

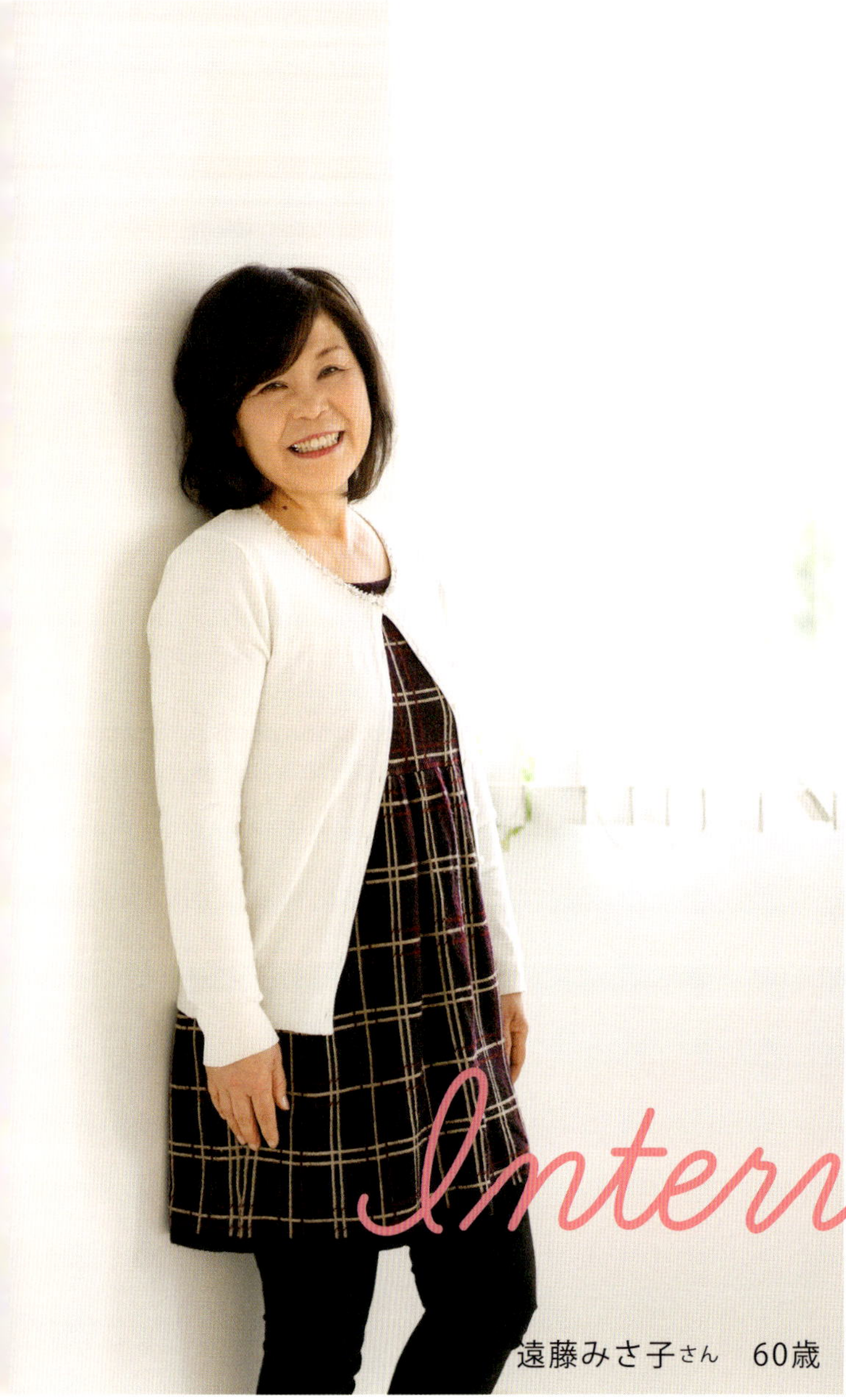

Interview 2

遠藤みさ子さん　60歳

心を強くしてくれた家族の存在

4年前は、胸のあたりまで髪の毛を伸ばしていた遠藤さん。大学卒業後に美容師を目指した息子の雄太さんが、スタイリストデビューする時のカットモデルになりたいと思っていました。しかし、雄太さんの修行中に乳がんが見つかり、伸ばしていた髪の毛も切ることになってしまいます。「胸の奥の方にある初期のがんだったので、触診ではみつからなかったそうです。毎年検診を受けていなかったら気づかなかったと思います」。

偶然にも、一人暮らしをしていた雄太さんが実家に戻ったばかり。ご主人の諭さんは単身赴任中だったこともあり、雄太さんの存在が支えだったと遠藤さんは言います。「修行中だったので帰りも遅かったのですが、顔を合わせるだけで不安が和らいで、安心することができました。主人も夜勤がある不規則な仕事にもかかわらず、土日は必ず帰ってきてくれていたので、それだけで一人じゃないと思え、強くなれました」。

ご主人の励ましで乗り越えた副作用

　手術が無事に終了すると、抗がん剤治療が始まりました。髪の毛は、雄太さんが丁寧にカットしてくれました。「雄太が『また生えてくるから。生えたら切ってあげるからね』と言ってくれました。髪を切ったら、なんだか少しだけ気持ちが楽になって、頑張ろうと思えました」。副作用は脱毛以外にもあらわれます。手先はしもやけ状態になり、皮がすべてむけてしまったそう。「でも、主人が『笑ってろ、笑ってろ』って励ましてくれたので、絶対に泣かないと決めていました。これは病気との闘い。病は気からと言いますが、気持ちで負けたらダメだと思っていました」。つらい副作用も、その前向きさで乗り越えました。「髪が抜けた時は、よしよし薬がきいてきたな、と思いました。髪が抜けたのも、手の皮がむけたのも、普通に生活をしていたら絶対に経験できないことなので面白いぞと思って、全部写真に撮って記録していました」。

　脱毛に備え、治療前にショートヘアとロングヘアのウィッグを1つずつ購入したそう。「治療にはお金がかかるので、何十万円もするウィッグは買えませんでした。とはいえ、外出する時は絶対に必要だったので、近所で見つけた安いウィッグを購入して乗り切りました」。

　すべての治療が終わって数か月で、くせ毛ながらも真っ黒な髪の毛が生えてきます。「生えてくるまでは本当に不安でした。生えてこなかったらどうしよう、真っ白だったらどうしよう、と考えてばかりいました」。嬉しくて、しばらくの間切らずに伸ばし続けていたと遠藤さん。「肩くらいまで伸びた時に雄太の修行も終わり、念願のカットモデルになることができました。でも、切るのがもったいなくて。あんまり切らないでね、とお願いしちゃいました」。

　がん闘病を経験したことで、遠藤さんは何よりも『普通が幸せ』だと感じたそうです。「治療中は、庭の雑草が気になってもとることすらできませんでした。元気になって、お庭のお手入れやお家のお掃除といった、当たり前にしていたことを当たり前にできることが、本当に幸せだと実感しています」。

モデルとして参加した撮影会

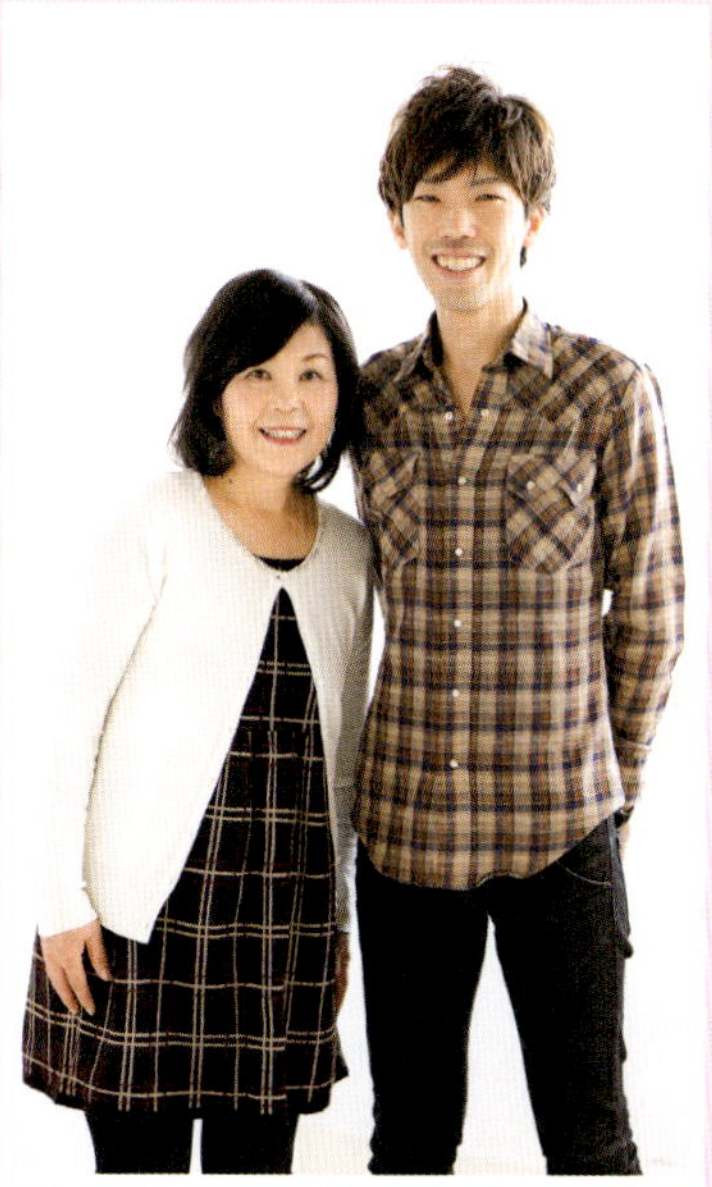

雄太さんが勤める美容室「Blossom」にて。ヘアスタイルはスタイリストデビューをはたした雄太さんがセットしてくれた。

がん闘病の記録③

闘病を越えたからこそ気が付けた大切なこと

34歳の時に、乳がんを告知された三橋さん。現実と向き合えず葛藤した時もありました。治療が終わり髪の毛が生えてきた時に、希望の光を見つけることができました。

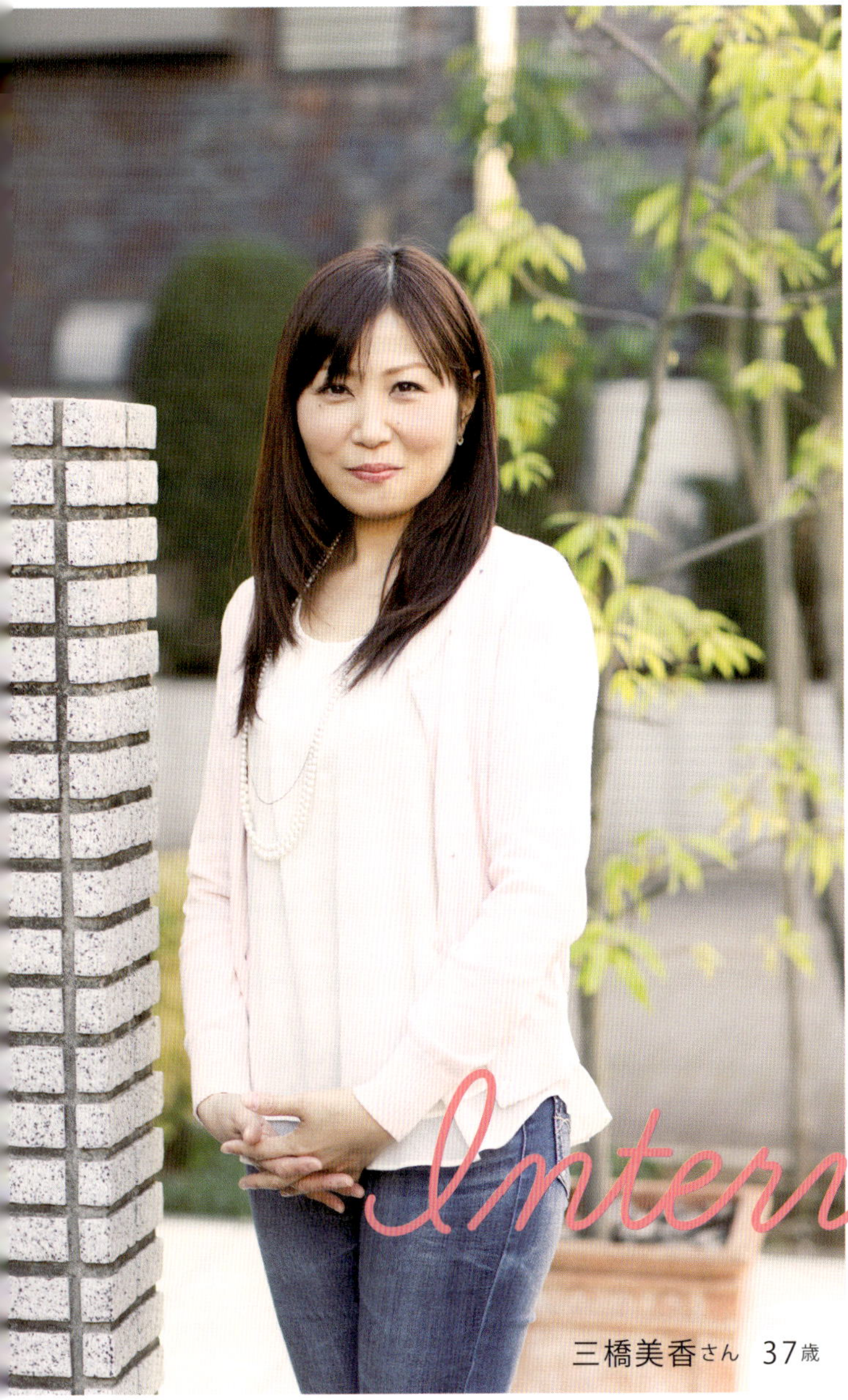

三橋美香さん　37歳

Interview 3

先の見えない不安の連続だった闘病生活

三橋さんが、乳がんに気が付いたきっかけはテレビ番組だったそう。「乳がんのセルフチェック法を紹介していたので、軽い気持ちで触ってみたら胸に違和感を覚えました。すぐ病院に行くべきだったのですが、がんだと言われることが怖くて……」。重い腰を上げたのは3カ月後。そして、悪い予感はあたってしまいます。「子どもが膝の上でぐずっているのをあやしていたら、先生が小さな声で『悪性です』と言ったのが聞こえました。頭が真っ白になって、すぐには理解ができませんでした」。

手術前に抗がん剤治療をすることになった三橋さん。6カ月間にわたる抗がん剤治療から闘病が始まりました。「看護師さんから、髪は絶対抜けるから覚悟してと言われました」。気合を入れるため長かった髪はバッサリと肩まで切り、ウィッグも準備したそう。「インターネットで探して、通販で人工毛のウィッグを1つだけ買いました」。

治療開始から2週間後、脱毛が始まります。「ついにきたか！ と思いました。髪、眉毛、まつ毛の順番で抜けたのですが、毛がなくなった姿が病人の姿そのもので、そのことがとてもショックでした」。

出歩くことが好きだった三橋さん。しかし治療中はマイナスなことしか考えられず、外出する機会も減ってしまいます。「ウィッグだと人の目も気になりました。つけまつ毛をつけるのも大変だったので、外出するのが億劫になっていました」。この頃はがんのことばかり考えている日々。「インターネット上にあるがんの情報に振り回されていました。先が見えない不安も強くあったので、一人になるとよく泣いていました」。

治療と子育ての両立 助けてくれた友人

治療中は子育ても大変だったと三橋さん。当時、長女は小学校入学、長男が幼稚園に入園したばかり。手をかけたくてもかけられないジレンマもあったそう。「長女が初登校する日も学校まで送ってあげることができませんでした。一人で玄関を出ていった後ろ姿が今も脳裏に焼き付いています。他の子は親と来ていたので、かわいそうな思いをさせてしまいました」。

幼稚園の送り迎えは体調が悪くても休めず、限界になりそうだった時、手を差し伸べてくれたのはママ友でした。「ローテーションを組んで送り迎えをしてくれました。それだけではなく、寝込んでいると家に来て洗濯をしたり、料理の作り置きまでしてくれて。助かったのはもちろん、みんなの気持ちもうれしかったです。本当に感謝しかありません」。

ママ友は子どもが引き合わせくれたと三橋さん。「子どものおかげで出会うことができた友人です。そして、子どもがいたからこそ頑張ろうと思えました。子どもがいなかったら、死ぬことばかり考えて立ち直れなかったかもしれません」。

告知された日から3年あまりがたち、やっと当時を振り返ることができるようになったと三橋さんは言います。「がんになりたくてなったわけではありません。でも、がんになったことで気づいたことや、出会えた人がいます。大切な存在にも気づけました。最近、少しだけがんになったことを前向きに考えられるようになっています」。

長女の七五三のお参り

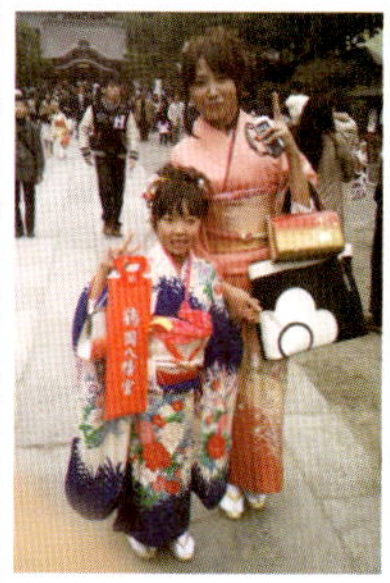

通販で購入したウィッグでアップヘアにアレンジして晴れの日に。

同級生の友人たちと食事会

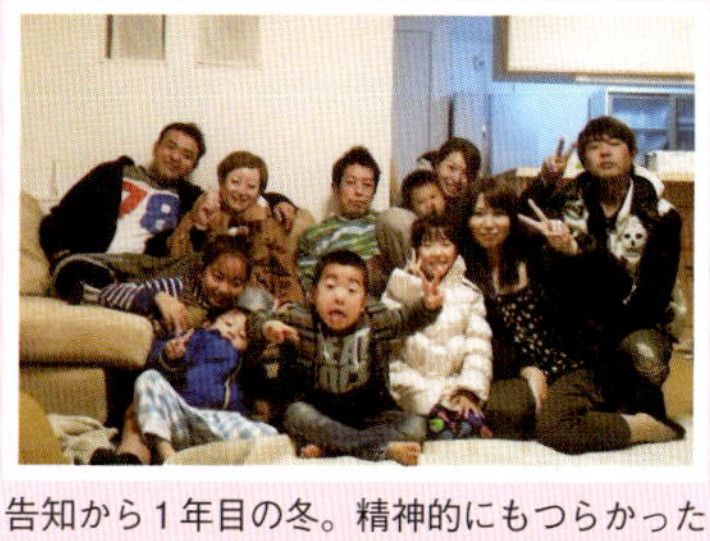

告知から1年目の冬。精神的にもつらかった時に、すべてを忘れて楽しめた大切な時間。

運命を受け入れ がんと向き合う

胸に鋭い痛みを覚え駆け込んだ病院で、肝臓がんに侵されていることを告知された弘子さん。絶望しそうな状況に置かれても常に前を見つめ、今なお、がんと闘い続けています。

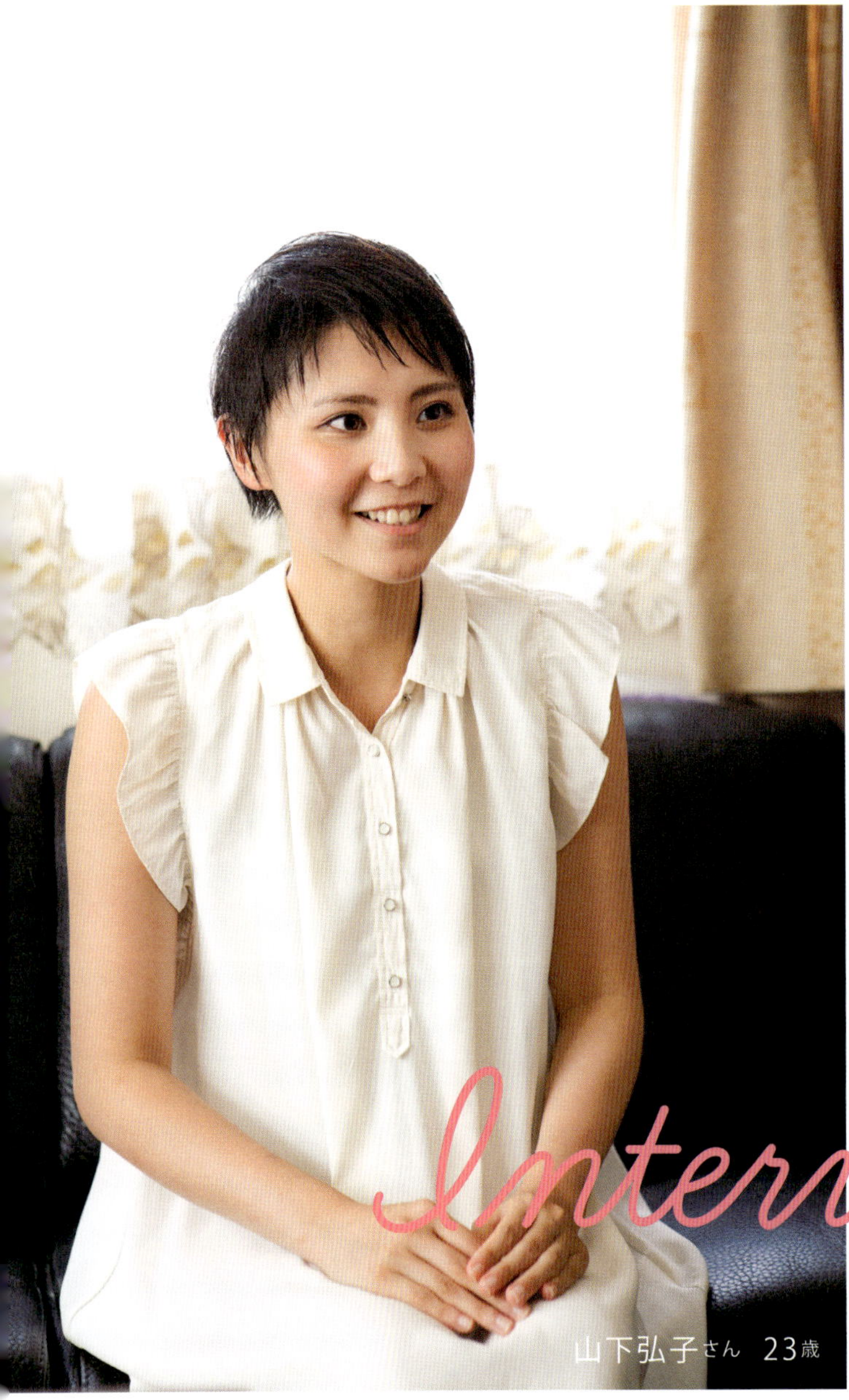

山下弘子さん　23歳

Interview 4

日常が一変した 余命半年の宣告

19歳という若さで肝臓がんを患い、余命宣告をうけた弘子さん。闘病をつづったブログは大きな話題となり、過酷な現実を受け入れ精一杯生きる姿が多くの人に勇気を与えています。

「余命半年と宣告をされた時は、ことが大きすぎて何も考えられませんでした」。この日を境に弘子さんの生活も一変します。「入院や治療で今まで通りの生活ができなかったのもつらかったのですが、いくら普通にしていても、周囲が腫れものに触るように接してくるのです。仕方ないとわかっていても悲しかったです」。2キロもあった肝臓のがんは奇跡的に手術で摘出することができましたが、肺への転移が発覚。抗がん剤治療が始まります。

余命宣告と再発という状況の中でも前向きにがんと向き合っていた弘子さんですが、抗がん剤の副作用に気持ちが折れそうになることもあったそう。「肌は荒れてしまったし、ムーンフェイスといって顔がパンパンに浮腫《むく》んでしまいました。この時は、自分が太っただけなのか薬の影響なのかもわからなかったのですが、誰にも相談ができなくて困りました」。

副作用の中でも一番ショックを受けたのは脱毛でした。「がんを宣告された時点で、髪が抜けることは覚悟していました。髪が抜けて命が助かるなら全部抜けても良いと思っていたくらいです。でも、いざ本当に抜け出すと自分が想像していた以上にショックでした」。家族に会うのも苦痛になり、部屋に閉じこもっていたと弘子さん。「受け入れるまで1カ月くらいかかりました。乗り越えられたのは、家族や周囲の方のおかげです。高校時代にお世話になった女性の先生は、『弘子の髪が抜けたら、私も髪を切ります』と言って、本当に五分刈りにしてくれました。こんなに応援されているのに私が落ち込んでいてどうするのと思えたことでふっきれて、乗り越えられました」。

幸い脱毛はしばらくすると止まりすべての髪が抜けることはなかったものの、見た目にわかるほど薄くなってしまいます。「この際だから、ウィッグで遊ぼうと前向きに考えた時もありました。でも、実際につけてみたら頭の形に合うものがなかなか見つからないし、気に入ったものは値段が高くて買えませんでした。それでもいろいろと試してみたのですが、最終的にはウィッグを使うことをやめてしまいました。人の目が気になることは今でもあります。でも、思いっきり笑って、堂々と歩けるようになってからは気持ちが楽になりました。今では、薄くなった髪の毛を自分のトレードマークだと思えるくらいに誇りにしています」。

つらいからこそ一生懸命生きたい

つらい状況だからこそ、毎日を一生懸命生き、後悔のない日々を過ごすことをモットーにしていると弘子さんは言います。「がんになったことで、考え方が変わり人間的にも成長できました。大事なものが見えるようになり、ささいな事でも感謝し幸せを感じている自分がいます。生きているこの瞬間を大切にすることができ、全ての出来事がキラキラしていることに気づくことができました。本当に美しい世界を知ることができたのは、がんのおかげだと思っています」。

ふくりびウィッグを初体験

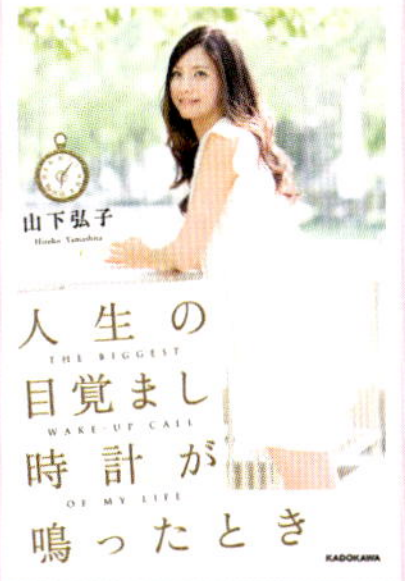

インタビューの時にふくりびウィッグで撮影を体験。気に入りすぎて自著の表紙にも使用しました。

『人生の目覚まし時計が鳴ったとき』山下弘子・著（KADOKAWA）

大好きな家族と

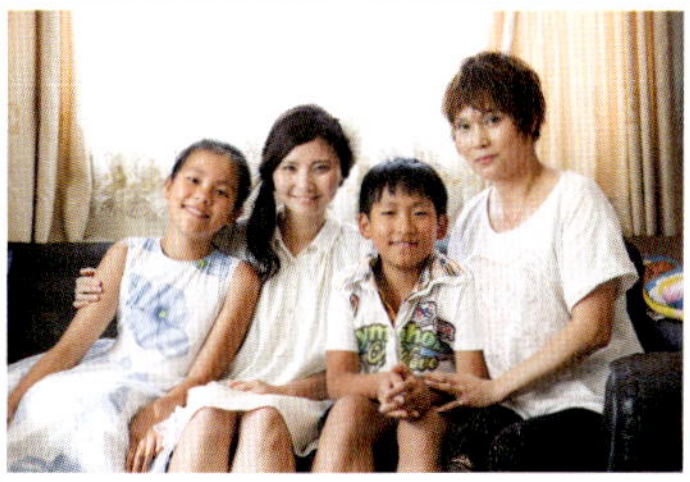

アレンジしてもらったウィッグで家族撮影。弘子さんのウィッグ体験は次ページで。

山下弘子さんのふくりびウィッグ体験

インタビューにご協力くださった山下弘子さんに
ふくりびのウィッグを体験してもらいました。
「今までどんなウィッグも不自然に見えて」と最初は諦め顔の弘子さんでしたが……

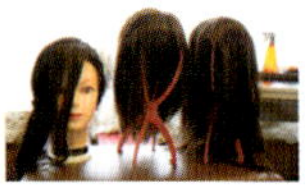

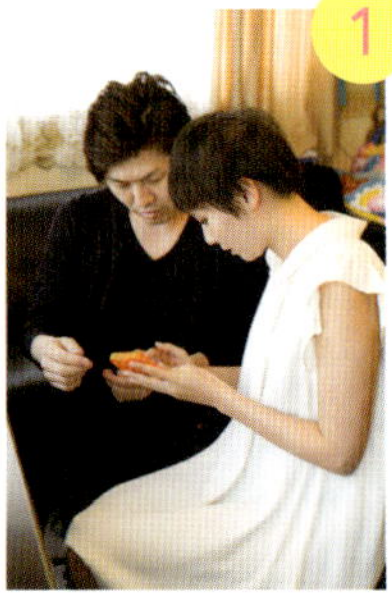

1

携帯の写真データで病気になる前の髪型をたくさん見せてもらいました。もともとロングだったので、短くなったことに人一倍抵抗があったそう。

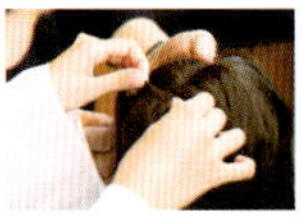

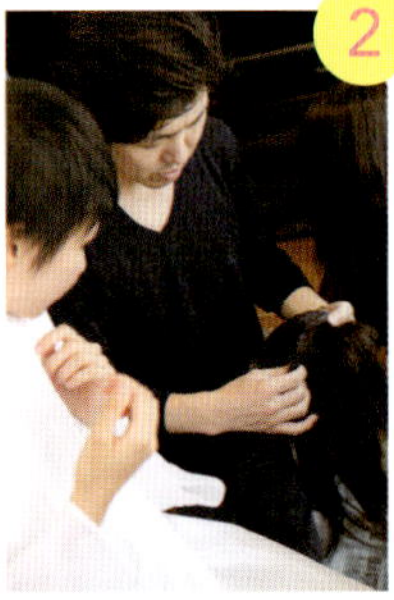

2

弘子さんがそれまで持っていた人工毛のウィッグは、どこが使いにくかったかを検証。ふくりびウィッグは裏地が大きく分け目も自然に見えます。

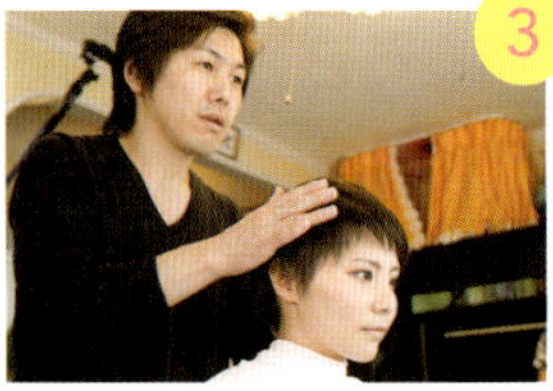

3

この日は事前にカラーの希望を聞き、髪を染めた状態のウィッグを持参しました。長さや雰囲気の希望を最終確認します。

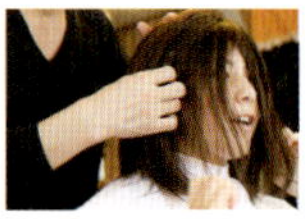

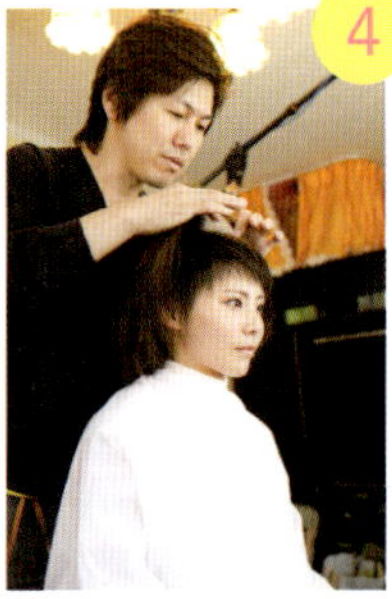

4

いよいよウィッグをフィッティング。「裏地がすごく柔らかい！　ネットが伸びるから締め付けられなくて違和感がない」と、驚く弘子さん。

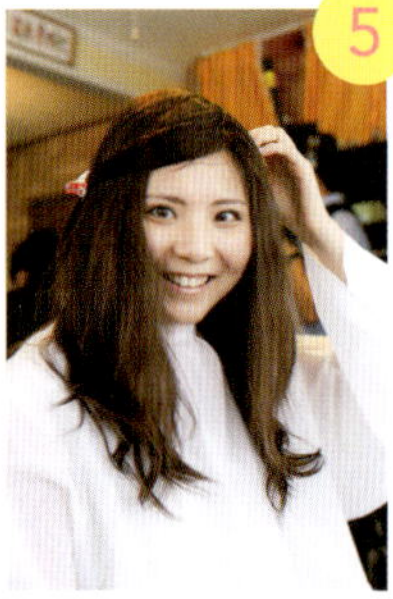

5

セミロングとロングのウィッグを両方かぶり比べ、ロングのウィッグにすることに決定。「最初の抗がん剤治療のときにこれを知っていたら絶対買ってたのに！」と弘子さん。

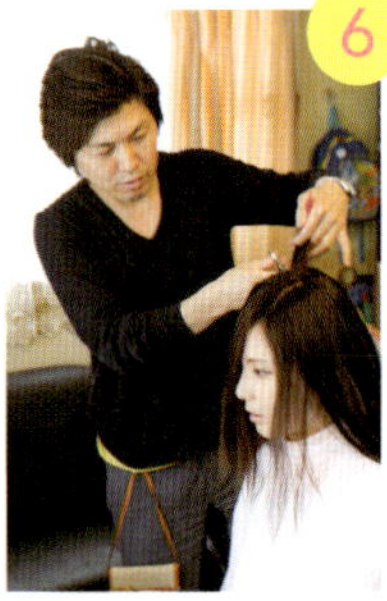

6

「ウィッグをかぶって切ってもらうというのが新鮮！自分の髪が戻ったみたいだし、美容師さんに髪をカットしてもらうこの感覚が懐かしい。とてもうれしいです」。

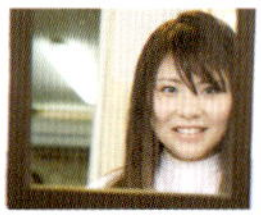

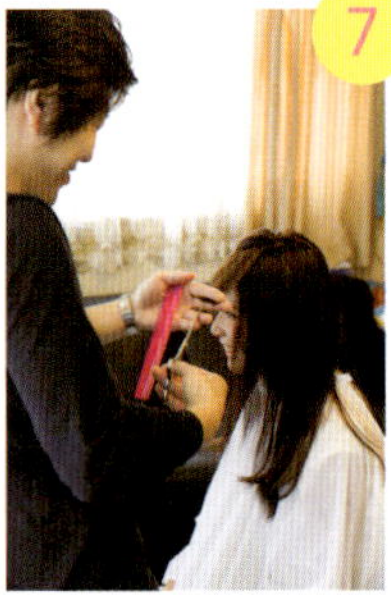

7

前髪もカット。鏡をのぞいてうれしそうな弘子さん。いつもの美容院で切るように、一人ひとりの骨格に合わせて切ることができるのが魅力です。

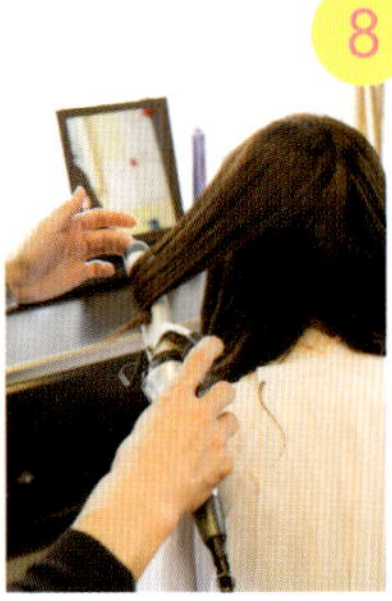

8

闘病前はよくアイロンで巻いてアレンジをしていたということで、久しぶりの巻き髪に。化繊のウィッグではできない巻き髪も、人毛100%のふくりびウィッグなら可能です。

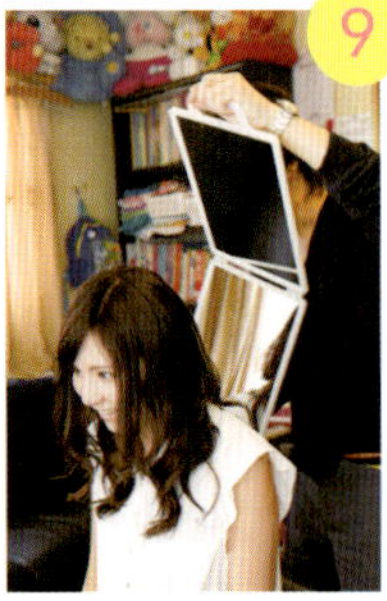

9

後ろ姿も確認し、仕上がりに大満足な弘子さん。アレンジにも挑戦しました。この後、妹さんもやってきて、大変身した弘子さんを見てとてもうれしそうに髪に触れていました。

治療前はロングヘアで、アレンジや巻き髪も楽しんでいたという弘子さん。抗がん剤治療で髪が抜けたときも「本当は人毛100パーセントのウィッグがほしかったんだけど、15万円以上するものだったので、言えなかった」と笑って話してくれました。

闘病中はどうしても治療が優先になり、弘子さんのように外見に関しては我慢をしてしまう方がほとんどです。カットが終わった後「こんなにいい人毛のウィッグだったら当時見つけていたら、絶対に買っていたなあ」と言ってくれた弘子さん。終始満面の笑顔で、この日撮影した写真は、弘子さんの書籍の表紙にも使われることになりました。

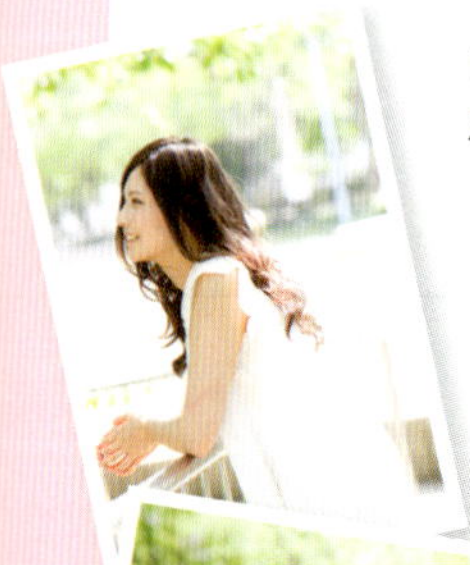

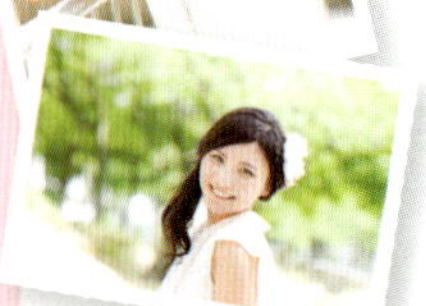

闘病中の

髪・爪・

肌とまつ毛の

お悩みQ&A

抗がん剤治療中は、髪や爪、肌やまつ毛に変化があらわれます。
闘病中の毎日をより快適に過ごすために
知っておきたいことをまとめました。

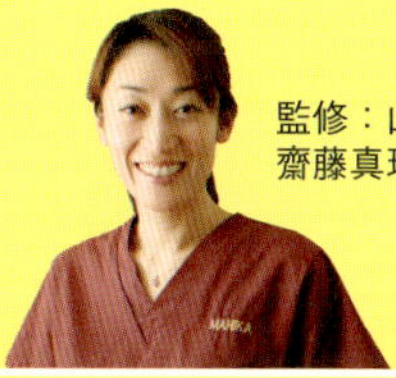

監修：山本メディカルセンター
齋藤真理子医師

抗がん剤投与中の髪のお悩み

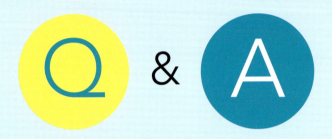

Q & A

抗がん剤投与中は、脱毛をはじめ髪と頭皮の悩みが増える時期です。
正しいケア法を知り、投与後に備えておきましょう。

Q 01 実際の脱毛はどの程度でしょうか？脱毛が起こらない人もいますか？

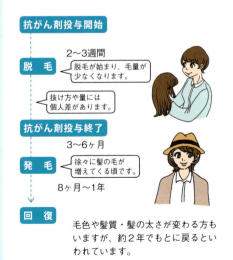

抗がん剤投与開始

2〜3週間

脱　毛

脱毛が始まり、毛量が少なくなります。

抜け方や量には個人差があります。

抗がん剤投与終了

3〜6ヶ月

発　毛

徐々に髪の毛が増えてくる頃です。

8ヶ月〜1年

回　復

毛色や髪質・髪の太さが変わる方もいますが、約2年でもとに戻るといわれています。

A その方の年齢や体質などにより個人差があります。投与する薬剤によっても異なりますが、主治医から「脱毛します」と言われている場合、頭皮の細胞にアプローチする薬剤を使用するため、脱毛は例外なく起こると考えましょう。

脱毛の程度は、薬剤の使用量や使用期間により異なってきますが、多くの場合、ご自身の髪だけではヘアスタイルが作れません。特に乳腺科、婦人科の投薬治療をしている方は、脱毛の量も多くなる傾向にあります。治療前にウィッグや帽子を準備することをおすすめします。

Q 02

治療前に髪を切ってしまったほうがよいですか？

A ロングヘアのまま投薬治療を始めると、抜け毛が絡み頭皮を痛めやすく、抜け毛の処理が大変、精神的なダメージが強くなるなどの理由から、脱毛が始まる前にショートヘアにしておくことをおすすめします。けれども無理に切る必要はありません。ご本人ができるだけ気持ち良く過ごせることを優先しましょう。ショートにする場合、ウィッグを着けるタイミングで自毛も短めにカットすれば、ウィッグへの移行もスムーズです。

Q 03

シャンプーの頻度は？髪の毛が少なくなればシャンプーは必要ないですか？

A 髪の毛が少なくなっても、頭皮は次の髪を育むために頑張ってターンオーバーしています。この時期に頭皮を清潔に保っておくことが、次の生えてくる髪のための“良い土壌”作りにつながるので、これまで通りの頻度でシャンプーを続けてください。特に、脱毛がはじまる時期（投薬開始後２週間前後）は、身体の抵抗力も落ちてくるため、頭皮も吹き出物などができやすい状態です。できるだけ頭皮を清潔にしておく、抜けた髪が絡んだ状態のまま放置しない、無理に抜かないなど、頭皮に負担をかけないように過ごすことが大切です。

Q 04

頭皮が痒《かゆ》いときもシャンプーしたほうがよいですか?

A 頭皮がピリピリとむず痒《かゆ》く感じるときは、お湯で流すだけでも大丈夫です。シャンプーをつけなくても、汚れの７割程度はお湯洗いだけで落ちます。頭皮に違和感を感じるのは、髪が抜けていく時期だからです。個人差はありますが、７～10日ほどで落ち着くことが多いです。

Q 05

シャンプーはどんなものを使えばよいですか？

A 頭皮も顔の皮膚と同じように「汚れをきれいに落とす」ことと「保湿する」ことが大事です。シャンプーに配合されている成分で、特に悪いといえるものはないのですが、殺菌剤や添加物など、頭皮を刺激するものはなるべく避けることをおすすめします。

ただし、低刺激のベビーシャンプーは、皮脂があまり出ない赤ちゃん用に作られており、洗浄力が弱いので、おすすめできません。また「髪が少ないからボディシャンプーで洗ってもよいのでは？」と思われるかもしれませんが、頭皮は身体や顔の約３倍も皮脂が出るため、ボディ用では洗浄力が不十分です。これまで使用していたシャンプーでトラブルがなければ、それを使用するのがよいでしょう。

Q 06

洗い方のポイント、注意する点は？

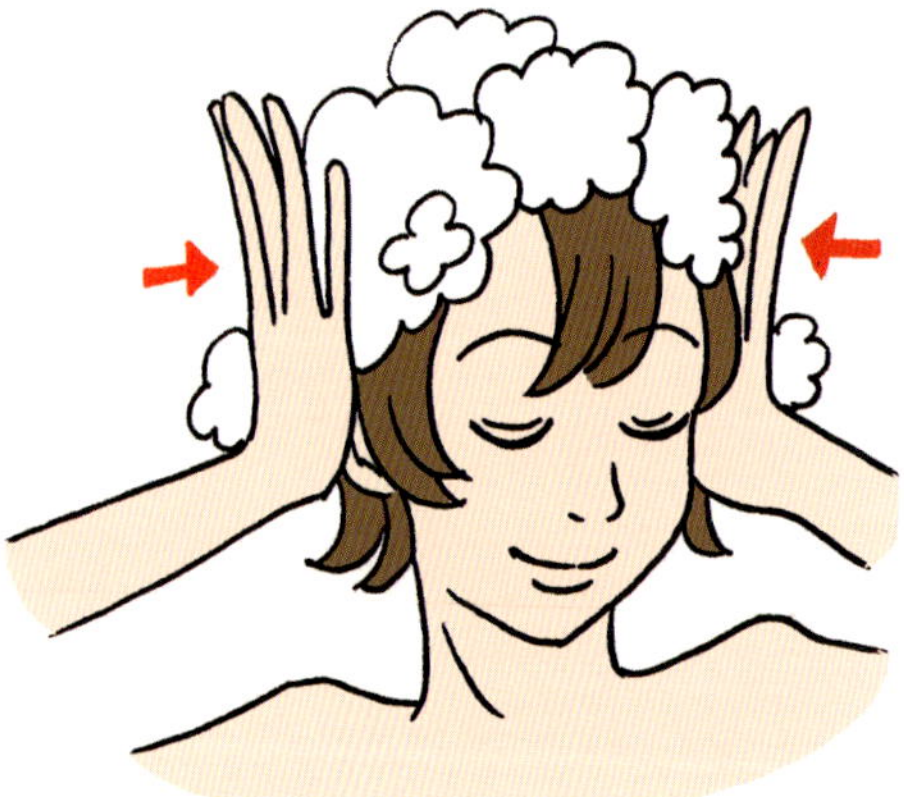

泡立てたシャンプーを頭皮にのせ、指先を使わず、手の平でさするように洗っていきましょう。

A 脱毛が起きている時期は、頭皮がデリケートになっています。ゴシゴシこする、指の先や爪でひっかくようにする、熱いシャワーで洗うなどの頭皮に刺激を与える洗い方はやめましょう。シャンプーは泡立てた状態で頭皮にのせ、手の平や指の腹で優しくなでるように動かすと、毛穴の皮脂が浮き上がり、清潔な頭皮を保つことができます。そして、38度前後のぬるめのお湯で、すすぎに時間をかけましょう。洗う時間の３倍かけて洗い流すことを意識すると、シャンプー剤のすすぎ残しによる肌トラブルを予防できます。

また、コンディショナーは頭皮にはつけず、髪の根元５cmくらいの位置から毛先にむかって塗り、洗い流します。髪が少なくなってきたら使用しなくても大丈夫です。

Q 07

ドライヤーは使っても大丈夫ですか？

A 髪だけでなく、頭皮を濡れたまま放置すると、かゆみなどの肌トラブルの原因になります。髪が少なくなっても、シャンプー後はドライヤーで乾かしましょう。脱毛中は頭皮を刺激しないよう、ドライヤーの温度はできるだけ低めに設定し、やさしく乾かすように心がけます。

Q 08

ヘアケアのためにしておきたい習慣はありますか？

A 身体を温める習慣を身につけることです。身体を温め、全身の血行をよくしていきましょう。たとえば、ゆっくりと入浴する時間を作る、根菜類などの内側から身体を温める食材をいただくなど、頭皮だけでなく、全身を温めてあげることが大切です。

Q 09

抗がん剤投薬終了後のヘアケアは何をしたらいい？

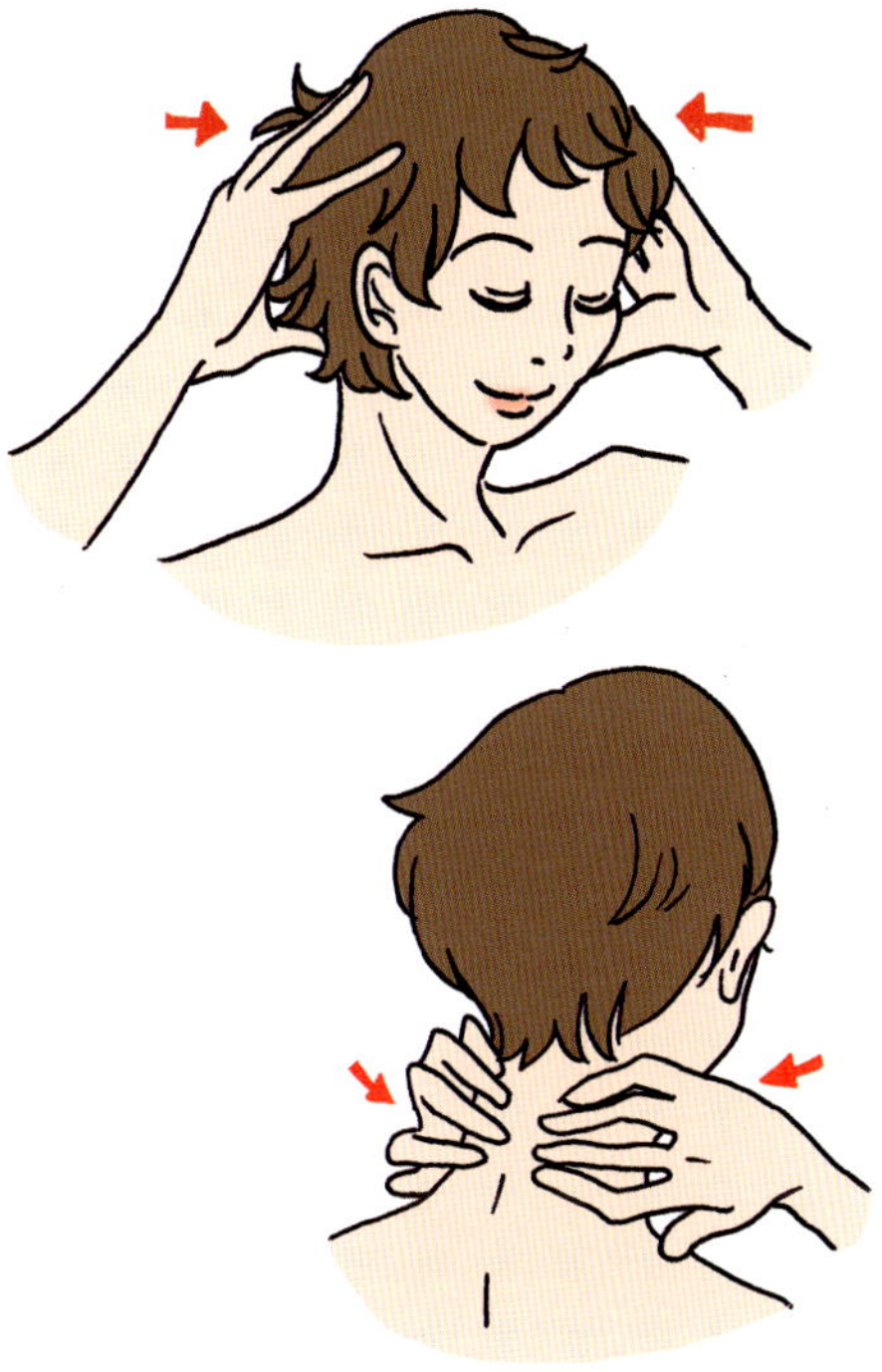

指の腹で頭皮や首など、押すと心地よい場所を３～５秒押します。繰り返し行っていきましょう。

A 脱毛期間が終わったら、質のよい髪が生えてくるように頭皮環境を整えましょう。血行をよくすることが、頭皮環境を整えるコツです。頭皮を傷つけないためにも、マッサージよりツボ押しがおすすめ。指や爪で頭皮を傷つけないように注意しながら、指の腹を使ってツボ押しを行いましょう。気持ちいいと感じる程度の圧でツボを刺激すると、血行が良くなり、頭皮を作る栄養が運ばれます。また、炭酸系のシャンプーなどを利用すると、頭皮の血行促進にも。

Q 10 生え替わった髪の質は以前と変わってしまうの？

A 個人差がありますが、投薬終了後1カ月〜1カ月半ほどで新しい髪の毛が生えてきます。最初に生えてきた毛髪は「くせ毛」「軟毛」「白髪」になる人もいます。多くは“毛穴のゆるみ”が原因なので、頭皮環境を整えることが重要です。ずっとくせ毛や軟毛というわけではなく、少しずつ時間をかけて、もとの髪質に戻る人が多いようです。ただ、ホルモン療法を続けている方は、その期間、前髪や頭頂部のボリュームや長さが戻りにくい傾向があります。

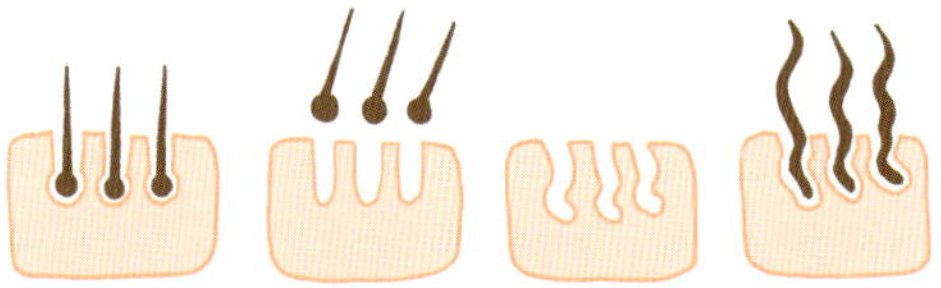

くせ毛は頭髪が急になくなり、頭皮がゆるむのが原因。ツボ押しなどで、肌の弾力が戻ります。

Q 11 サロンでのヘッドスパやヘッドマッサージはいつから大丈夫？

A 脱毛中は頭皮に余計な負担をかけないことを優先させましょう。抗がん剤の投与中はとくに頭皮を傷つけないように、保湿を心がけてください。新しい自毛が生えてきたら、炭酸系のヘッドスパで血行促進するのがおすすめです。激しいマッサージや刺激の強い頭皮ケア剤など、頭皮に負担をかけるような施術は控えましょう。

Q 12 美容室はいつから行っても大丈夫？カラーやパーマはいつからしてもよい？

A カットのみであれば、自毛が生え始めたら大丈夫です。カラーやパーマに関しては、頭皮へのダメージを考えるとしばらく様子を見て、自分の髪の毛がきちんと生えそろった段階で行うのがいいでしょう。白髪染めなど、どうしても必要な場合は、なるべく頭皮に負担がかからないよう、根元から塗らない、洗い流す時に注意してもらうなど、美容師の方と相談して施術するようにしましょう。

Q 13
医療用ウィッグは普通のウィッグとどう違うの？

A 普通のウィッグはファッションアイテムの1つです。一方、医療用ウィッグはケガや薬の影響で脱毛した人が装着するウィッグです。最も大きな違いは医療用ウィッグは毎日使用する点。特に抗がん剤による肌毛でウィッグを利用する場合は1～2年もつ耐久性も重要です。そのため、フィット感や通気性、見た目ではウィッグとはわからないナチュラルさが必要とされます。人毛100％タイプ、人工毛（化学繊維）タイプ、人毛と人工毛のミックスタイプがあります。

Q 14
医療用ウィッグの価格の相場は？

A 一般的な医療用ウィッグは、おおむね5万円以上、高いものになると20万円以上することもあります。使用されている素材は人工毛のことが多く、人毛100％の医療用ウィッグはほとんど販売されていません。しかし、ふくりびでは闘病中でもおしゃれを楽しみたいという女性の声から、人毛100％の医療用ウィッグを開発。できる限りコストカットすることで、一律6万円という価格を実現しました。これも営利を追求しないNPOだからできることです。人毛100％ウィッグでヘアスタイルを楽しむことが、闘病中のサポートになればと願っています。

Q 15
人毛ウィッグだと何がいいの？

A 人毛100％ウィッグの最大の利点は、まるで自毛のように自然に見えることです。「ウィッグだと知られたくない」「今までのヘアスタイルに近づけたい」といった闘病中の女性の願いを形にしたのが、ふくりびのウィッグです。ウィッグを作るために、医療関係者はもちろん、現役の美容師の方のアドバイスも取り入れています。たとえば、人毛ウィッグはパーマやカラーでイメージチェンジすることができますが、1本でも人工毛が混じっていると、パーマやカラーはできません。人毛100％にすることで闘病中でも好きなスタイル、似合うスタイルで過ごすことができるのです。

Q 16

ウィッグの長さは どれくらいがいいの？

A ふくりびのウィッグは長さ別に２種類があります。肩までの長さの「ミディアム」、バストまでの「スーパーロング」です。たとえば、脱毛前にショートヘアにしていた場合は、ミディアムをベースにショートヘアまでカットすれば、脱毛前と同じようなスタイルができます。ふくりびのウィッグは美容師が似合う髪型にカットしてお渡しするセミオーダーウィッグです。好みの長さやスタイルにして当日持ち帰りできることが喜ばれています。サロンで試着して、サイズを確認すると同時に、どれくらいの長さがよいのか、担当の美容師に相談してみましょう。

Q 17

ウィッグでもヘアアレンジを することはできるの？

A 人毛100%のウィッグの場合、ワックスやスプレーなどのスタイリング剤をつけても大丈夫です。また、ホットカーラーや、カールアイロンを使ったアレンジも可能です。人毛100%にこだわったのも、好きなヘアスタイルを自由に楽しんでほしいから。ほかにも帽子やスカーフなど小物を取り入れることもおすすめです。フィット感が高いので、ズレたり浮いて見えたりといった心配もありません。ただし、スタイリング剤をつけた場合は必ずお手入れを。また、自宅でカラーをするのは避けましょう。

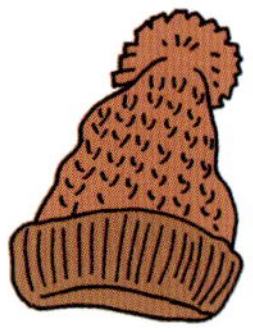

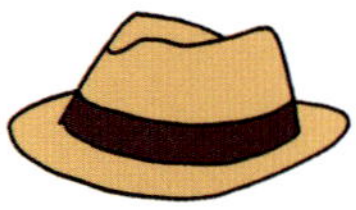

Q 18

普段の お手入れは どうしたら いいの？

A 毎日つけるウィッグですが、洗う頻度は３日に１回を目安にしましょう。汗をかきやすい夏場は毎日洗っても大丈夫です。ウィッグの使用期間はおよそ１年半ほどですが、きちんとお手入れすることでカラーやスタイルが長持ちします。お手入れの方法はとても簡単。ウィッグを外し、よくブラッシングしたらお湯にシャンプーを入れて５分ほど押し洗いします。シャワーで流したら、毛先にトリートメントをつけて数分ほどなじませてよくすすぎ、最後にドライヤーで乾かします。

Q
19

ウィッグを注文するまでの流れを教えてください

A 抗がん剤による脱毛が予測される場合、投与前にウィッグの準備をするのがよいでしょう。最初にふくりび事務局へお電話、またはメールにてご相談ください。看護師によるカウンセリングとふくりびウィッグを取り扱うパートナーサロンのご案内をいたします。続いてご案内したサロンに予約の上、お越しください。サロンでは担当の美容師の方と相談しながらウィッグの種類やサイズ、スタイルを決めるフィッティングを行います。その後カットやパーマ、カラーなどを行ってウィッグは完成です。サロンでは自毛のカットも同時にするのがおすすめです。

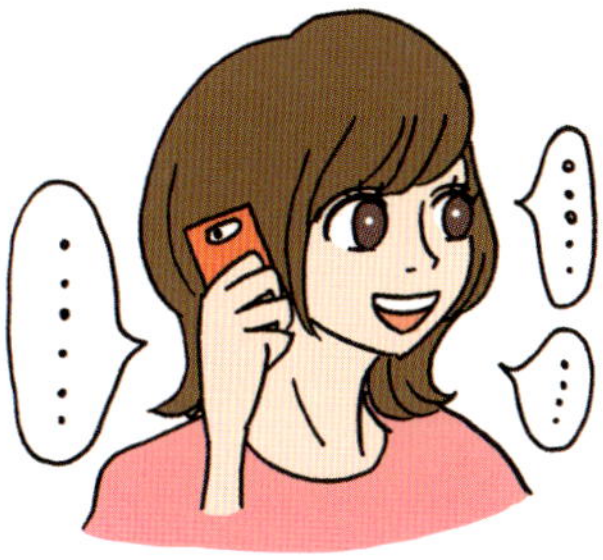

1 ふくりびの事務局にご連絡ください。専門の看護師が抗がん剤の服用タイミングや治療計画などを踏まえて、基本的なカウンセリングをします。

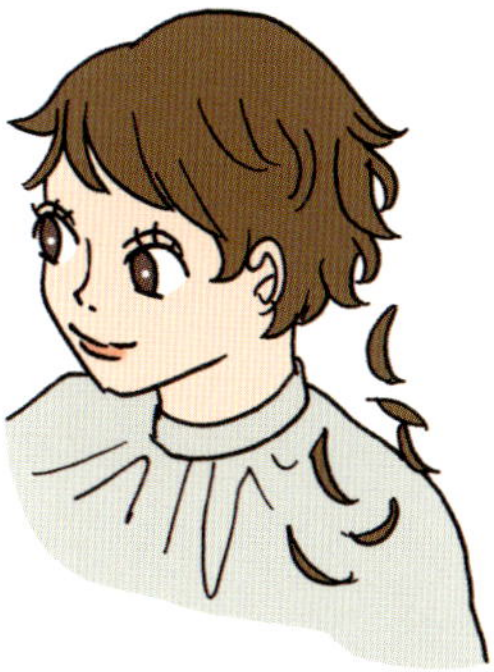

2 事務局からお近くのパートナーサロンをご紹介します。できる限り、ご本人に来店いただくことをおすすめします。自毛のカットも行います。

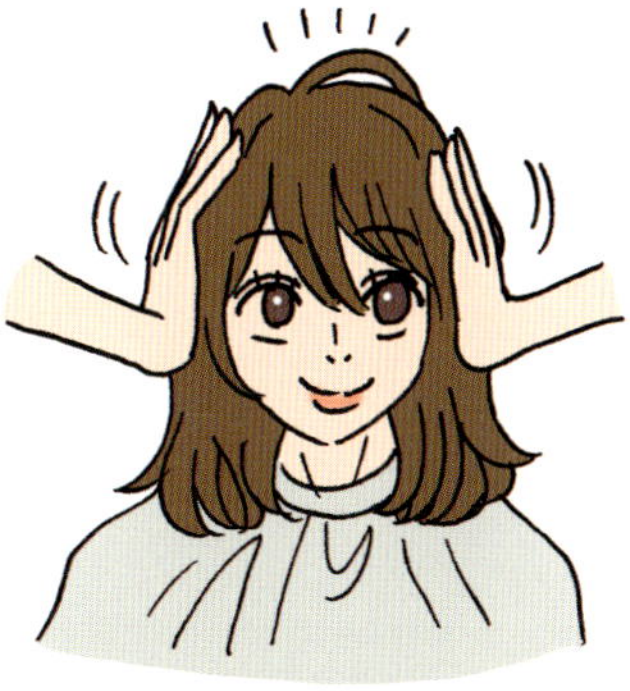

3 美容師の方によるフィッティング。長さやサイズを相談します。ウィッグをつけた状態で相談できるので、仕上がりのイメージがしやすくなります。

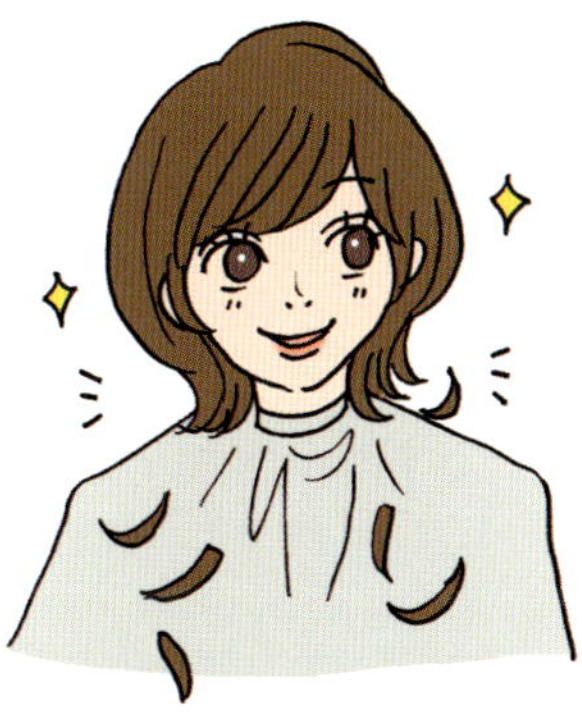

4 ウィッグをつけたまま、カットやカラー、パーマなどを行います。一度スタイルを作ったウィッグは、後でスタイルチェンジすることもできます。

オール人毛 ふくりび ウィッグの オーダー方法

ウィッグは、抗がん剤治療を始める前に作っておくと安心です。ここでは、ふくりびの人毛ウィッグをどのようにフィッティングしてカットするのかをご紹介します。当日お渡しができますので、急いでいる方にもおすすめです。

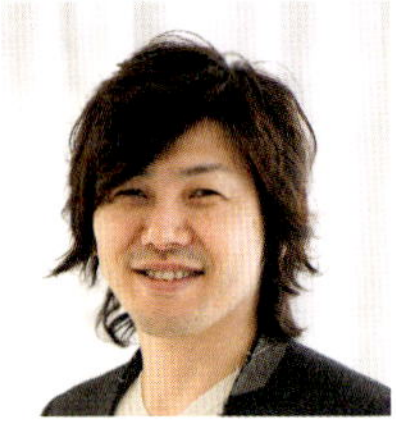

ふくりび理事長 赤木さんからの Advice

「ウィッグを使う期間はだいたい1年半です。途中でカットして雰囲気を変えることもできます」

1

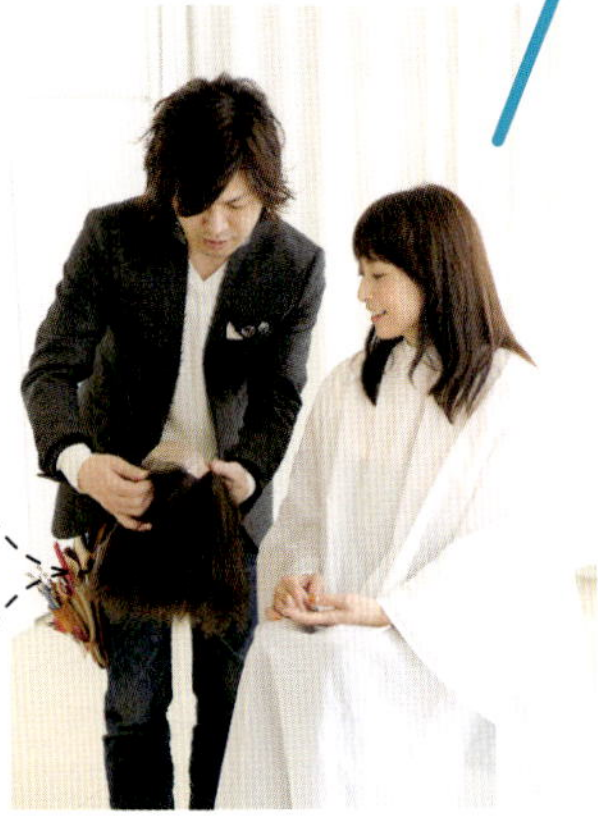

フィッティングして サイズや長さを確認

ウィッグのサイズと長さを選びます。今回は、3種類のうちのミディアムの長さを使うことに。

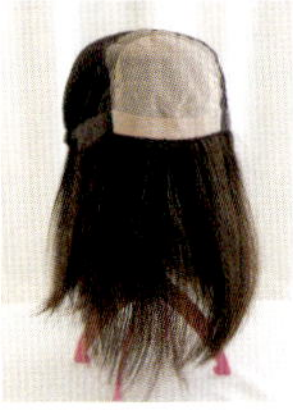

人工皮膚の面積が広いため、分け目の位置を変えられるのがポイント。

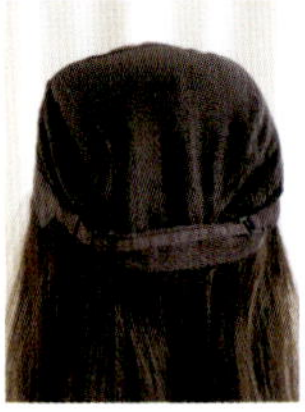

裏地は収縮性があり、アジャスターがついているのでフィット感抜群。

2

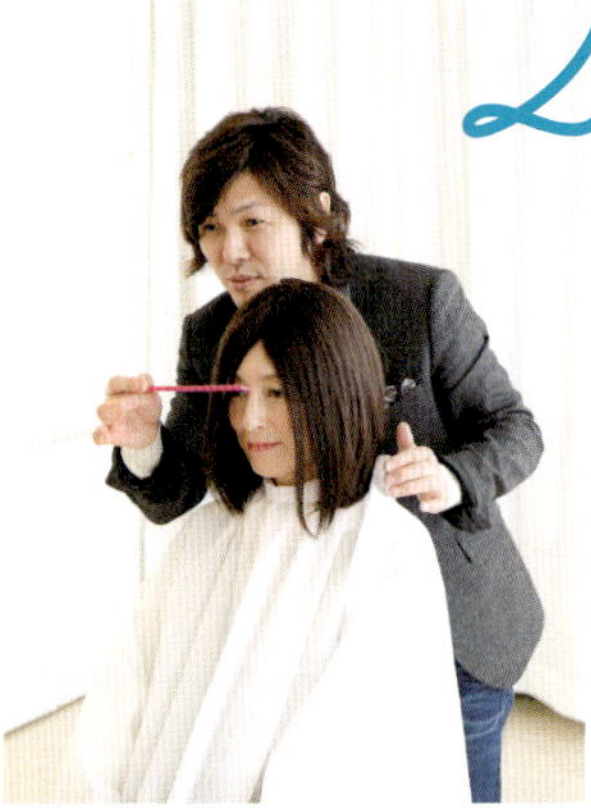

どんなスタイルに するか相談します

普段の美容院でのカットと同じように、髪型を相談しましょう。カラーやパーマをかけることもできます。

3

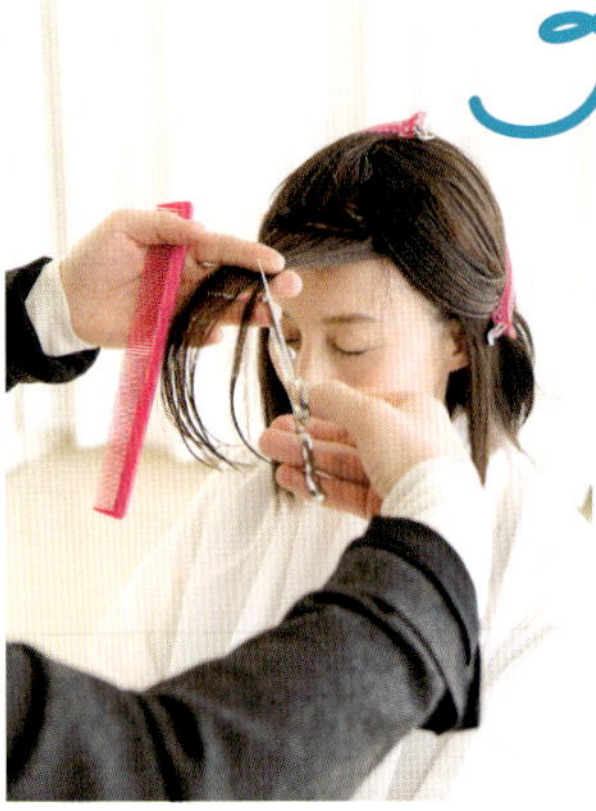

ウィッグをつけたまま カットしていきます

希望のスタイルが決まったらカット。「前髪をつくると顔からウィッグが浮かず、より自然に見えます」

4

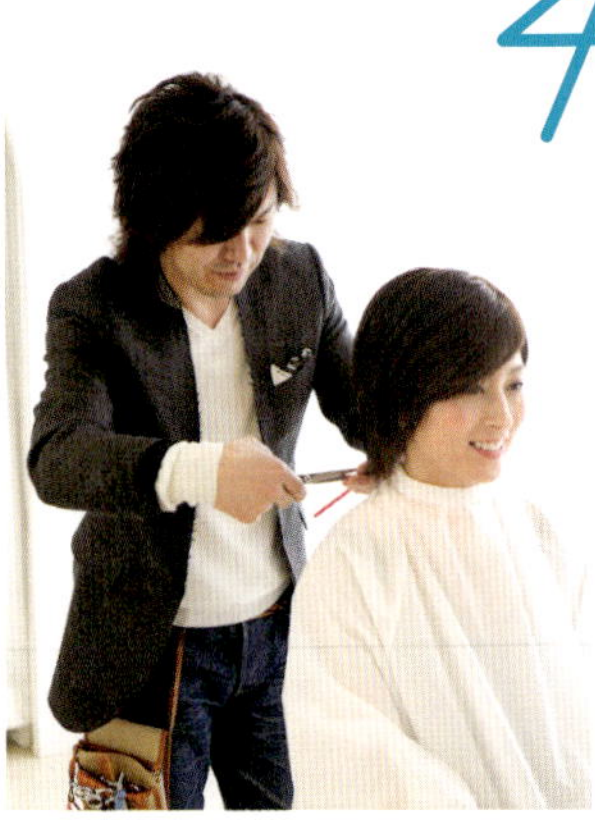

全体の形を整えながら カットを進めます

もみあげや顔周りの産毛まで意識しながらカット。プロの美容師の手で切ってもらえるからこその仕上がり。

5

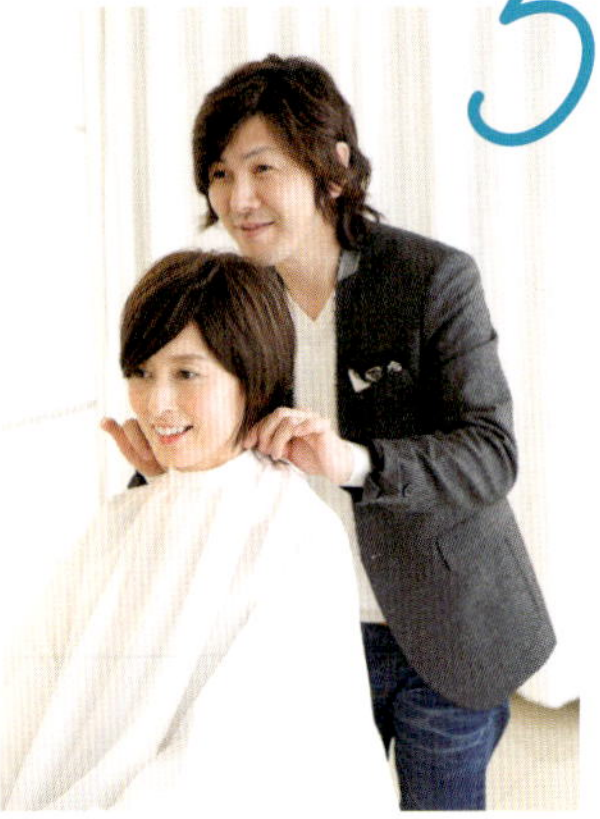

当日お持ち帰りが 可能です！

毎日のスタイリング方法も聞いておきましょう。施術後はウィッグをつけたままお帰りいただけます。

あなたに似合うスタイルを見つけて！

同じ長さのウィッグでも、カット次第で様々なスタイルに。
ミディアムのウィッグで作った、3パターンのデザインをご紹介します。

Style 3

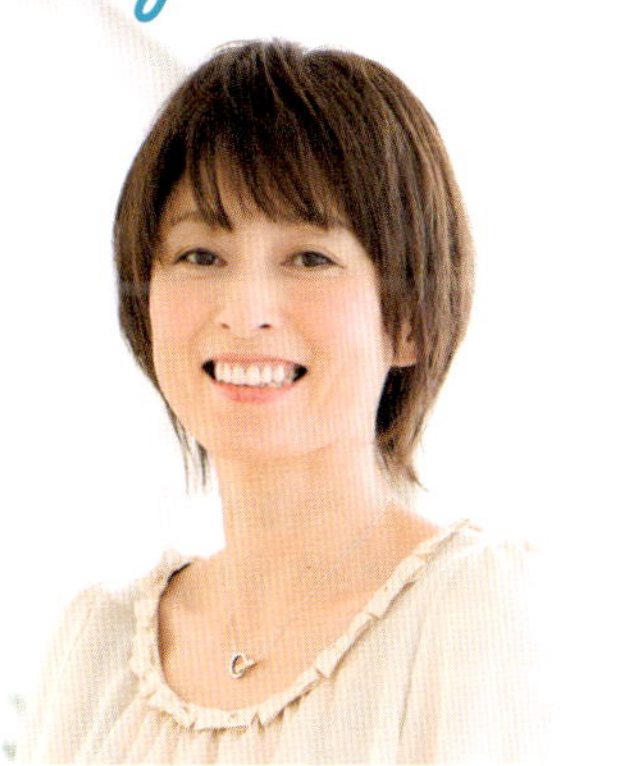

元気なムードが漂う ショートスタイル

「明るい雰囲気のショートスタイル。前髪が短めなので、顔立ちもぱっと華やかに見えます。衿足ともみあげ部分を顔になじませるカットがポイントです。ここはスタイリストの腕の見せどころです！」（赤木さん）

使用ウィッグ

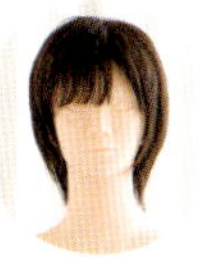

ウィッグはミディアムベース、カラー6レベルを使用。前髪からもみあげ、衿足までキレイにつなげたアウトラインがポイントに。

Style 2

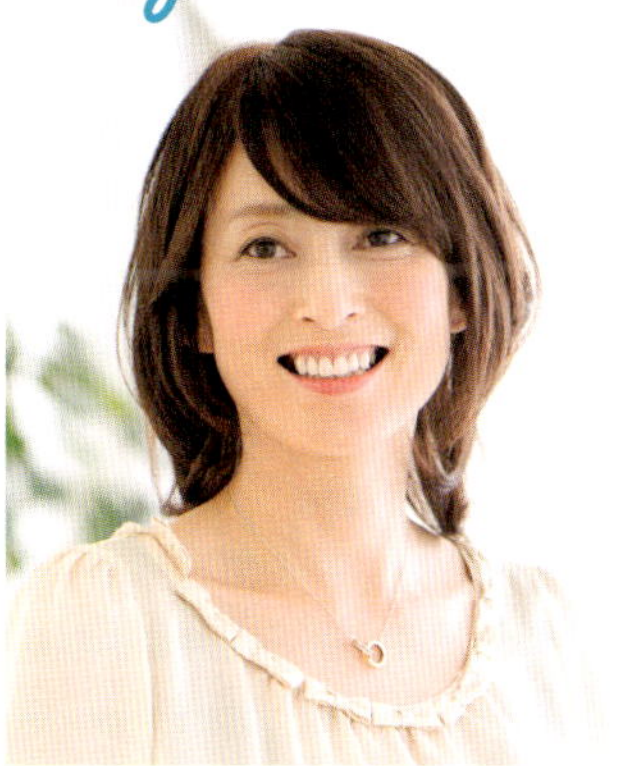

好感度が高い上品な ミディアムスタイルに

「全体がひし型のシルエットになるようにカットした上品なスタイルです。長め前髪を斜めに流すことで、フェミニンな華やかさを演出できます。ヘアアイロンで毛先を巻くなどアレンジも楽しめますよ」（赤木さん）

使用ウィッグ

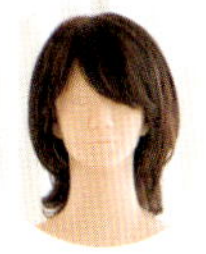

ウィッグはミディアムベース、カラー6レベルを使用。ひし型シルエットと顔まわりをスッキリ見せるカットで小顔効果も。

Style 1

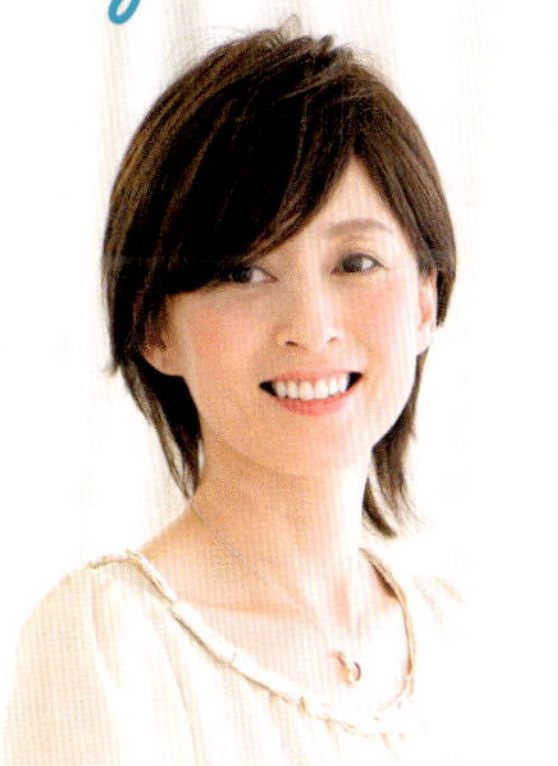

レイヤーを多めに入れて 動きのあるスタイルに

「ミディアムベースから、短めのショートボブにカット。トップ部分にレイヤーを入れて軽さを出したことで、動きのあるスタイルに。もみあげを長めにとっているので、浮いて見えることもありません」（赤木さん）

使用ウィッグ

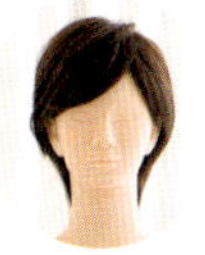

ウィッグはミディアムベース、カラーは6レベルを使用。顔周りはフェイスラインに沿うようにカットしてトップ部分に動きを。

今回のオーダー料金は、3スタイルとも、ふくりびウィッグ（ミディアムレングス） 60,000円＋赤木さんのカット料金7,000円＝67,000円（税抜）。（カット、カラー、パーマ料金はサロンによって値段が変わります）

Column

抗がん剤治療終了後は、衿足付近から髪が生えはじめる人が多いようです。ウィッグを卒業したくても、トップが薄いと自毛になれない場合があるので、その期間は「トップピース」をおすすめします。こちらも自由にカットできるので、フィッティングした状態で、好きなスタイルに。

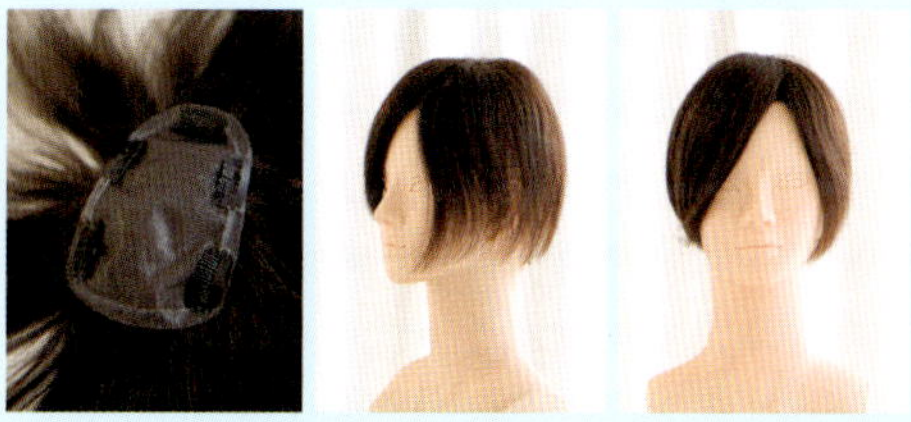

クリップで留めるタイプなのでズレにくいのがポイント。自毛と自然になじむ毛量で、トップのボリュームを出します。ふくりびトップピース 40,000円（税抜）。

ナチュラルな人毛100%医療用ウィッグ

ふくりびウィッグヘアカタログ

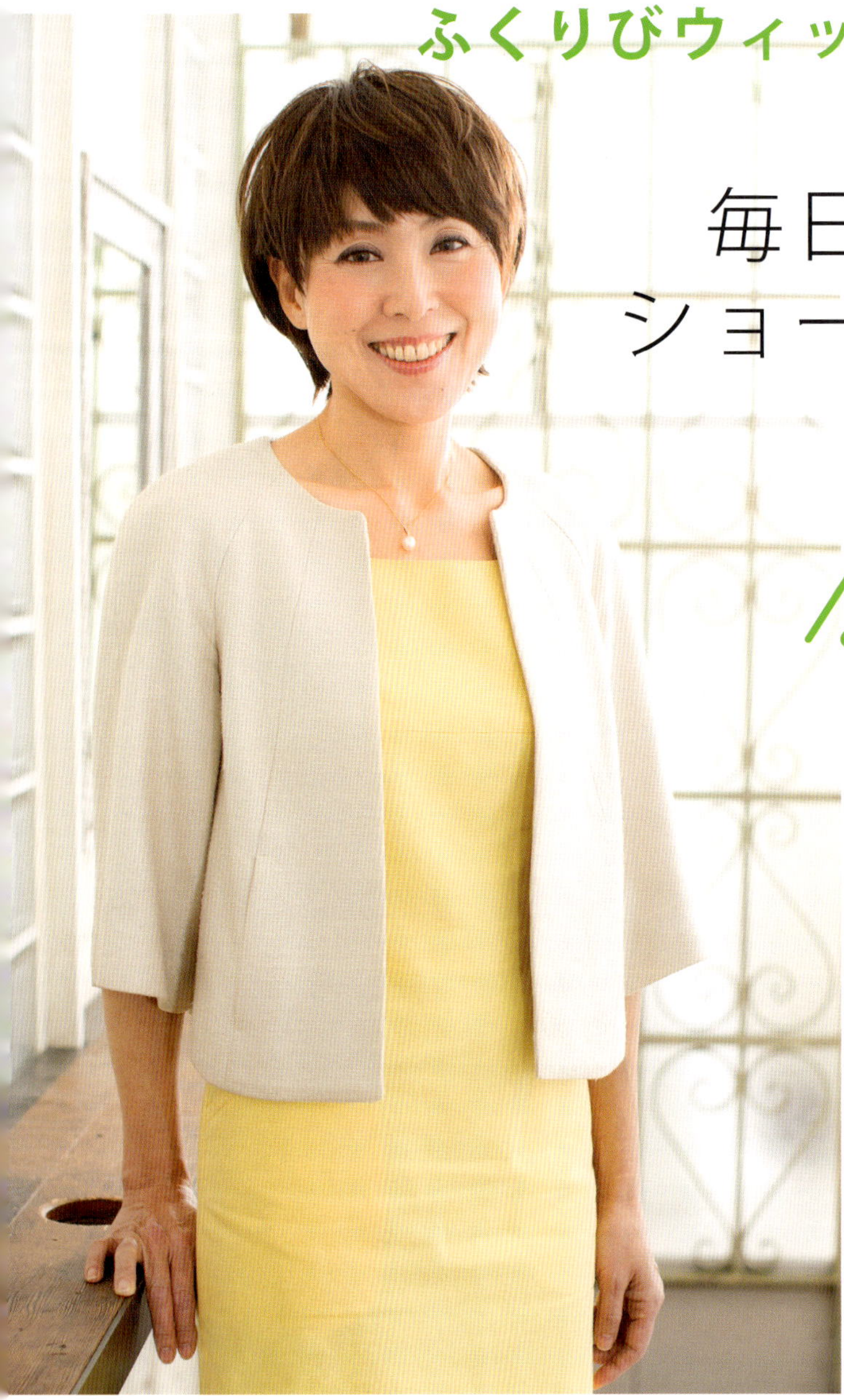

毎日を楽しめる
ショートウィッグ

娘の発表会 Scene 1

**きちんとした場でも
ウィッグで華やかヘアに**

普段よりフォーマルな雰囲気の場所に出かけるときも、ふくりびウィッグをお供に。丸みのあるショートスタイルは「やさしくて頼れるママ」に見せてくれるから笑顔も輝きます。

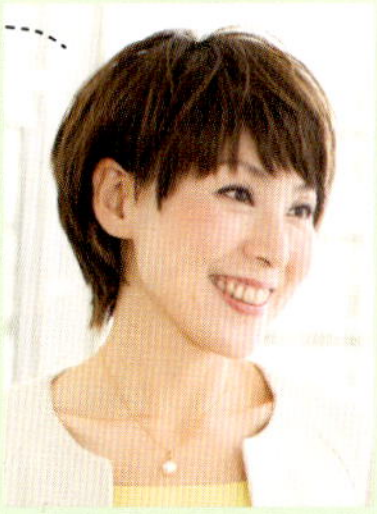

Use wig

ウィッグはミディアムベースのSサイズを使用。カラーは14レベルから、全体をベージュにカラーリング。表面だけハイライトを加えて、立体感を演出。カットはショートレイヤーベースに。

上品なスタイルを得意とする岡村さんがふくりびウィッグで提案してくださったのは、ショートのレイヤースタイル。ふくりびウィッグを作る方の多くはショートヘアを希望されます。「華やかさやエレガントさを意識したスタイルです。ポイントは、フォルムの丸み。頭の丸みをきれいに見せることで、顔の形もキレイに見せられます」。

ナチュラルな仕上がりを叶えるカギは、顔まわりのカット。「ショートの場合、もみあげを耳にかけるだけでもイメージが変わるので、もみあげは長めに。前髪は少し斜めに仕上げると、明るい雰囲気を出せます」。

Hair designer

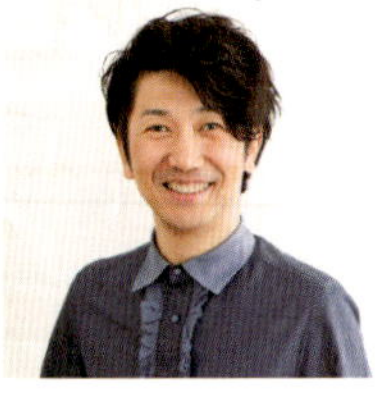

MINX総代表 **岡村亨央さん**

サロンワークの傍ら、セミナーやヘアショーなどで幅広く活躍。カット技術の高さには定評あり。

スポーツ観戦や、アウトドア、旅行など
Scene 2

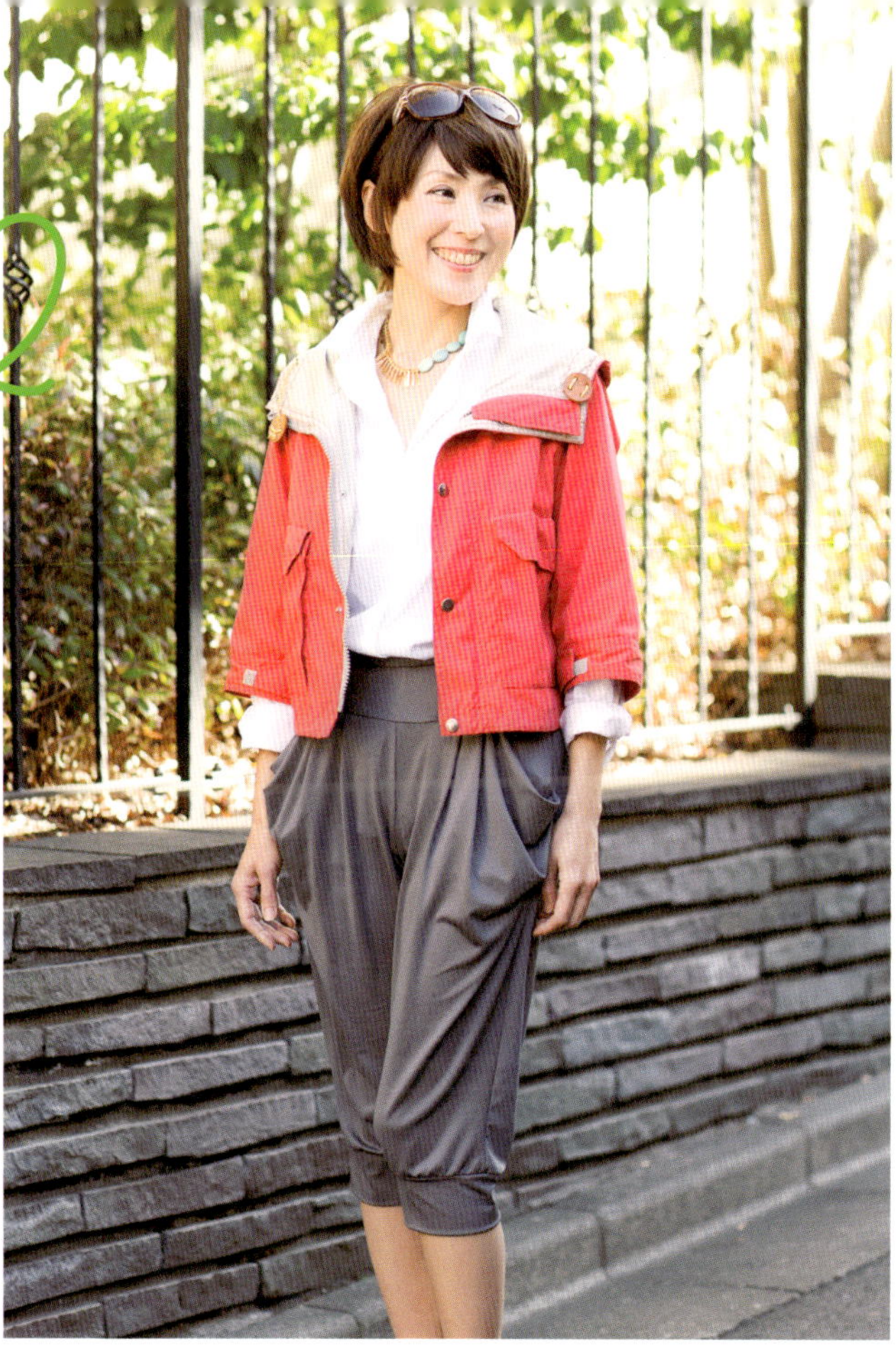

もみあげを下ろすスタイルでスポーティなイメージに

運動をしてもズレにくいのが、ふくりびウィッグの特長です。だからアクティブに活動する日も大活躍。もみあげを下ろすと、サングラスとのバランスもバッチリ。前髪はタイトにまとめて。

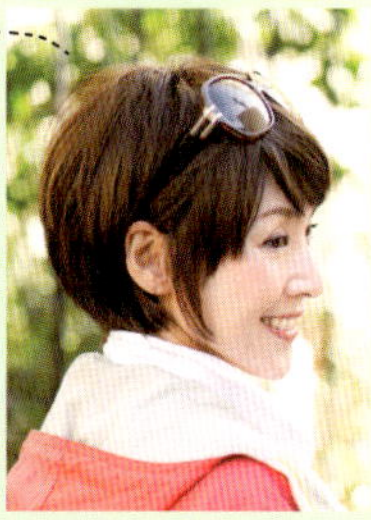

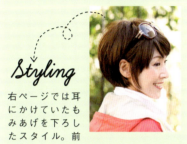

Styling

右ページでは耳にかけていたもみあげを下ろしたスタイル。前髪をタイトにまとめたら、カチューシャ代わりにサングラスをオン。アクティブなおしゃれは、こんなスタイルで楽しめます。

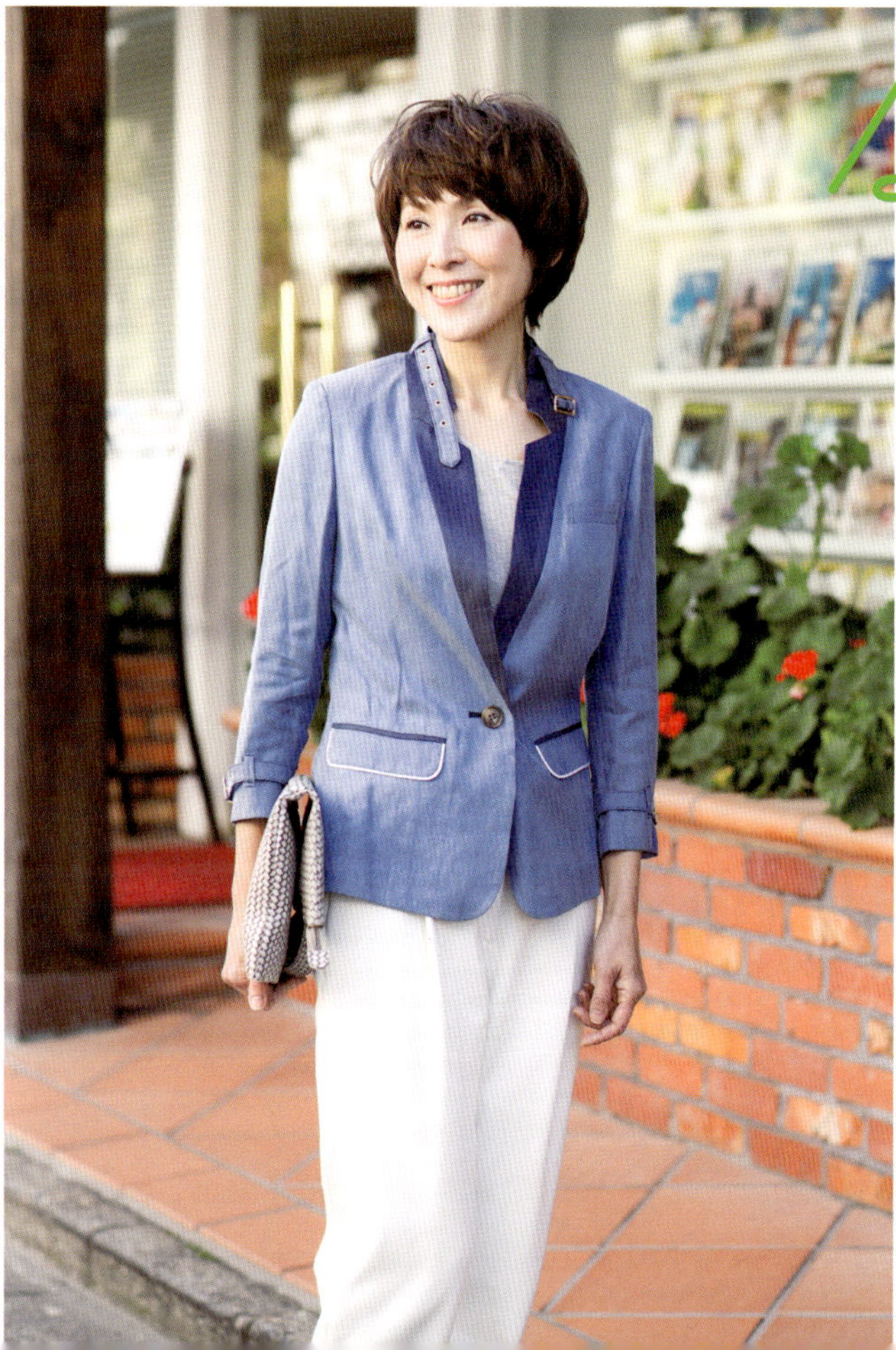

仕事で外まわり
Scene 3

トップにボリュームをプラスして女らしく

きちんと感が必要なシーンでは、アレンジを加えて女性らしくまとめて。トップ部分の髪をふんわりと立ちあげれば、やさしげな雰囲気に。ちょっとしたお出かけシーンにも応用できます。

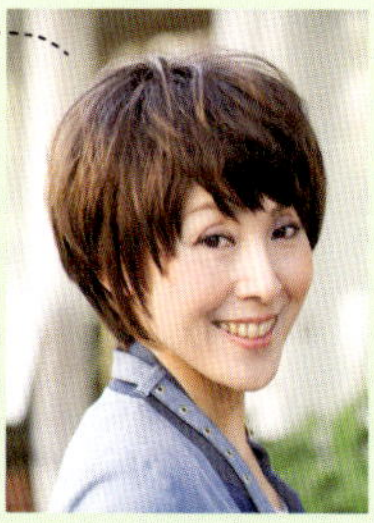

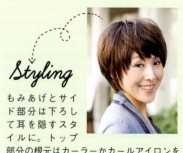

Styling

もみあげとサイド部分は下ろして耳を隠すスタイルに。トップ部分の根元はカーラーかカールアイロンを使ってふんわりとボリュームアップ。仕上げにワックスをなじませます。

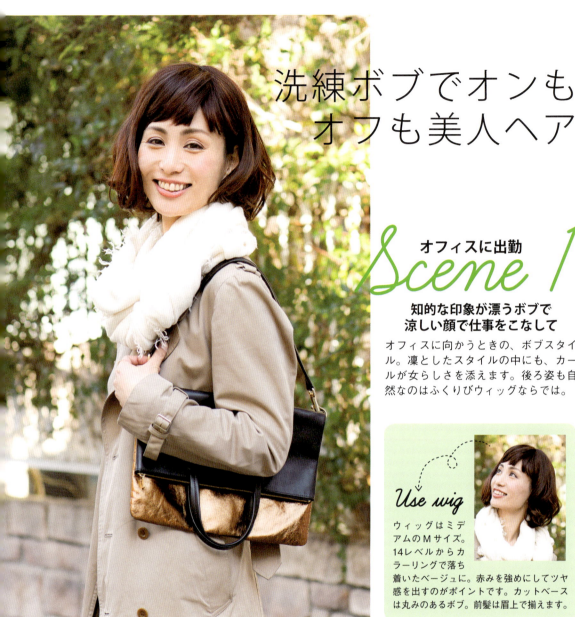

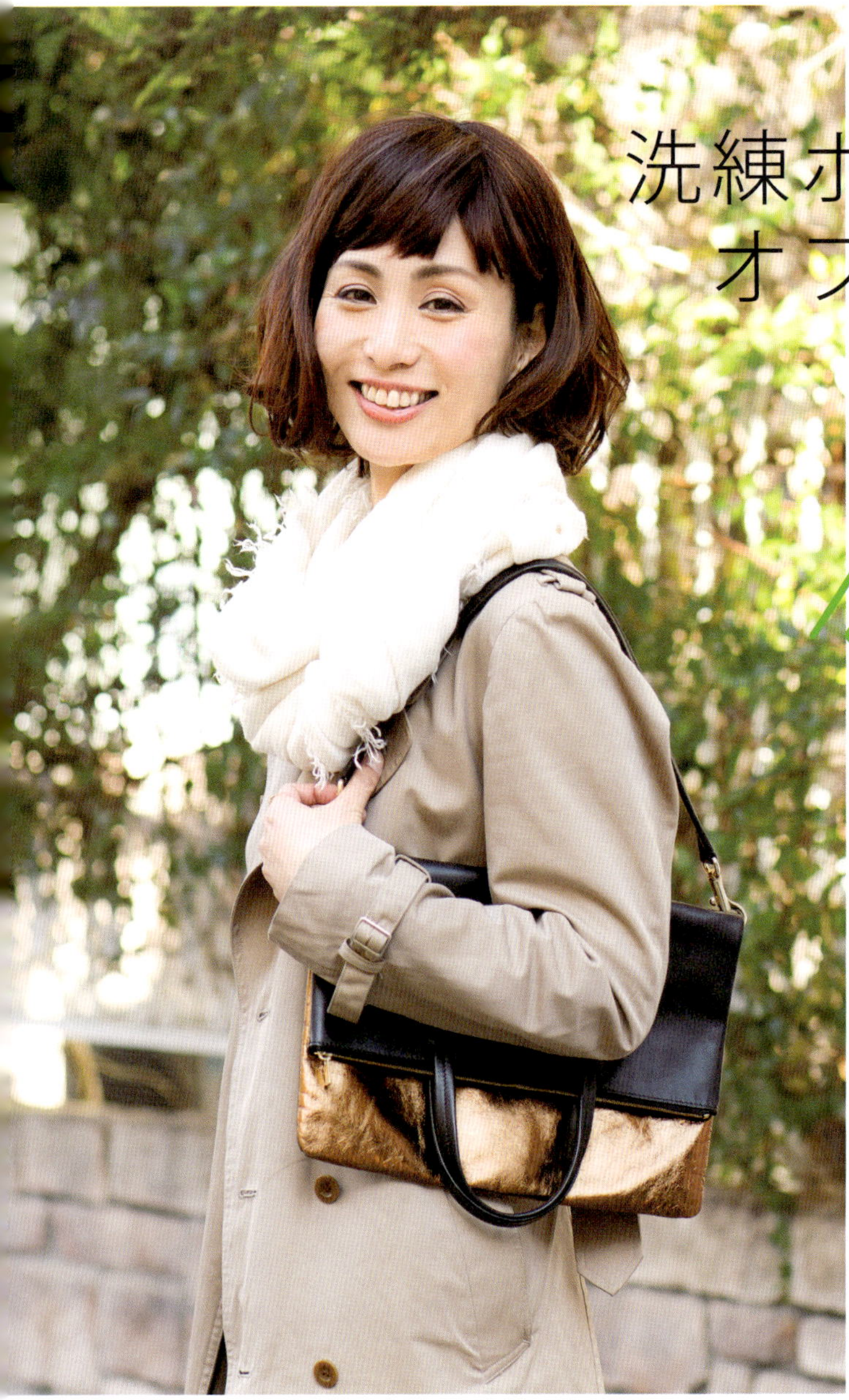

洗練ボブでオンもオフも美人ヘア

Scene 1 オフィスに出勤

知的な印象が漂うボブで涼しい顔で仕事をこなして

オフィスに向かうときの、ボブスタイル。凛としたスタイルの中にも、カールが女らしさを添えます。後ろ姿も自然なのはふくりびウィッグならでは。

Use wig

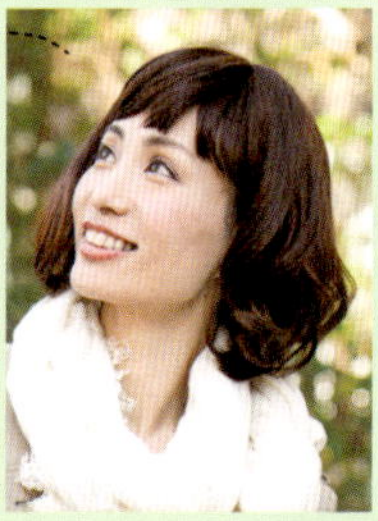

ウィッグはミディアムのMサイズ。14レベルからカラーリングで落ち着いたベージュに。赤みを強めにしてツヤ感を出すのがポイントです。カットベースは丸みのあるボブ。前髪は眉上で揃えます。

女性が憧れるおしゃれヘアを得意とする赤松さん。そんな赤松さんがハッとするほどセンスがいいボブスタイルを提案。

「闘病中のウィッグだからこそ逆に自毛ではできないヘアスタイルに挑戦するポジティブな気持ちを応援したくて。考えたのが、短めの前髪をポイントにしたボブスタイル。自毛だとここまで短くする勇気はなくても、ウィッグなら楽しめるはず！」

この前髪はふくりびのウィッグだからできると赤松さん。

「前髪を短くするとウィッグが浮きやすいのですが、ふくりびウィッグはフィット感がよく、浮いて見えないのが優秀です」。

Hair designer

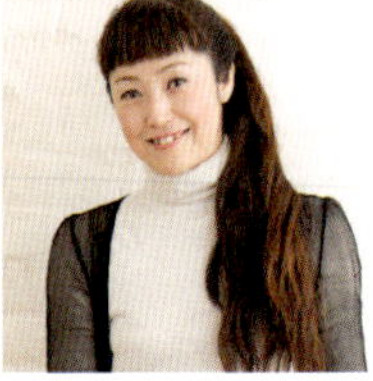

VeLO 赤松美和さん

ファッショニスタからの指名も多いおしゃれスタイリスト。毎日がハッピーに輝くスタイルを提案。

Scene 2
女子会

リラックス感のあるボブで カジュアルでもおしゃれに

ベースカットの丸みを生かしたスタイルで、カジュアル感のある仕上がりに。全体的に毛先をカールアイロンでワンカールさせてやさしいニュアンスを出します。「こなれたおしゃれ」ヘアに。

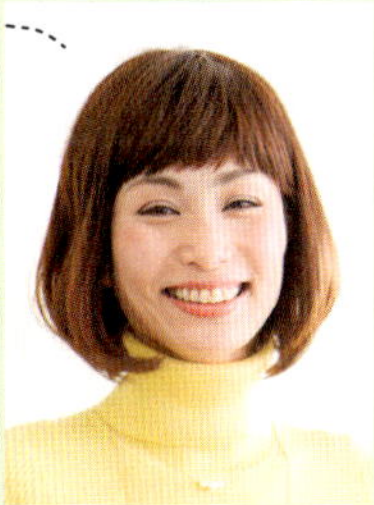

Styling

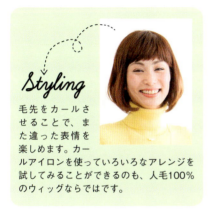

毛先をカールさせることで、また違った表情を楽しめます。カールアイロンを使っていろいろなアレンジを試してみることができるのも、人毛100%のウィッグならではです。

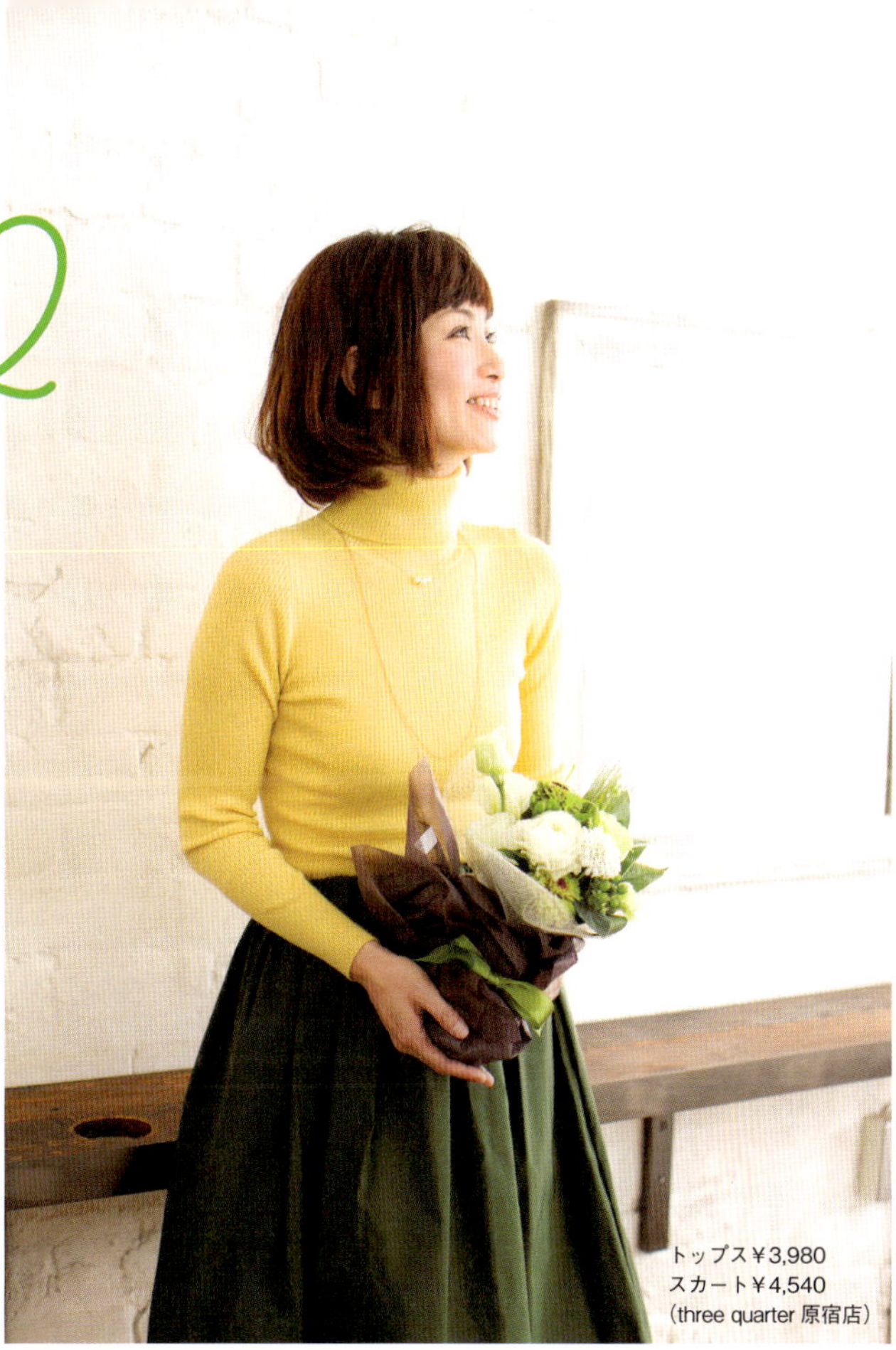

トップス¥3,980
スカート¥4,540
(three quarter 原宿店)

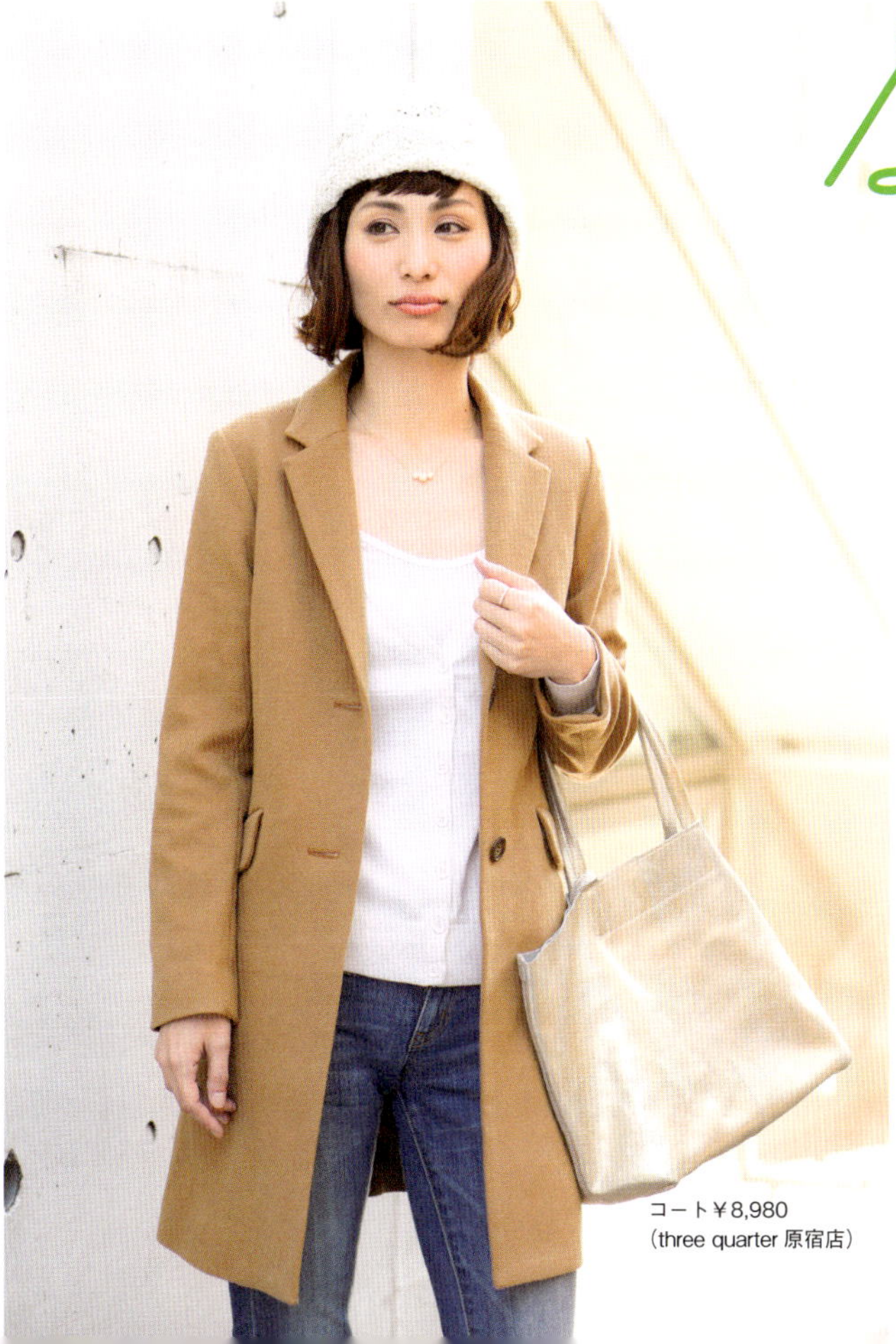

コート¥8,980
(three quarter 原宿店)

Scene 3
休日のお散歩

リラックス気分なら 可愛いニット帽の出番！

休日にふらっとお出かけ、という時にはニット帽を合わせて。ただかぶるだけではなく、前髪を斜めに分けることで一気に愛らしい雰囲気になります。大人のキュートさを楽しみましょう！

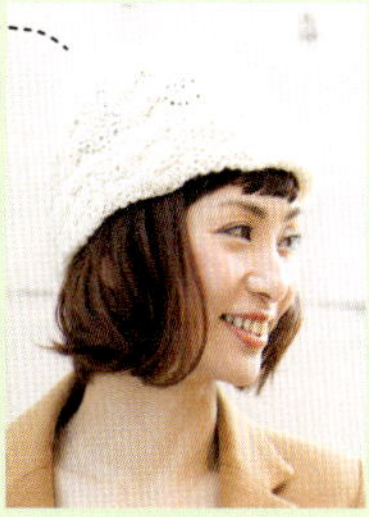

Styling

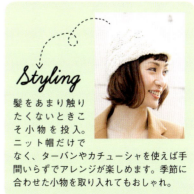

髪をあまり触りたくないときこそ小物を投入。ニット帽だけでなく、ターバンやカチューシャを使えば手間いらずでアレンジが楽しめます。季節に合わせた小物を取り入れてもおしゃれ。

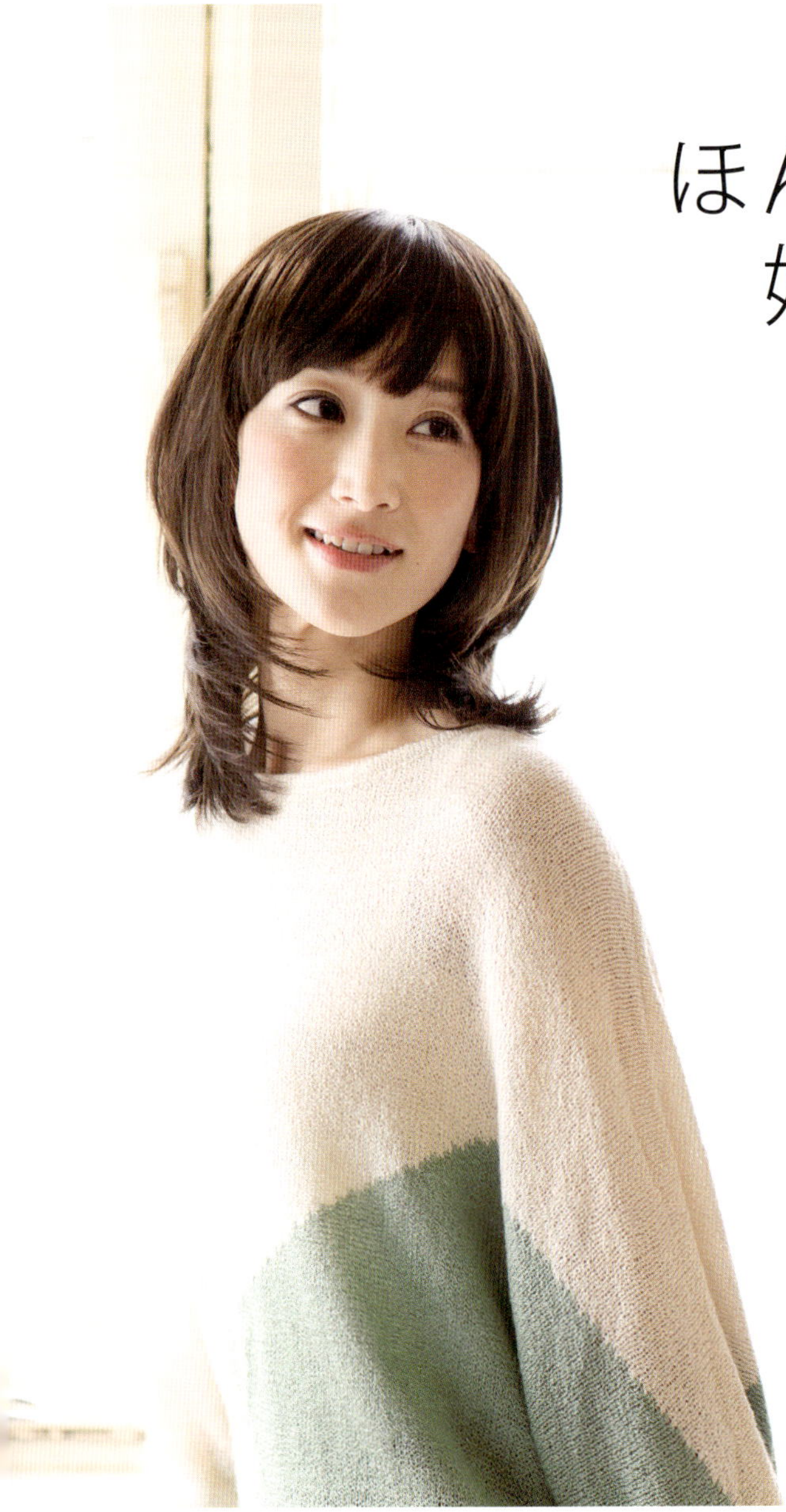

ほんのり女らしい
好感ミディアム

幼稚園にお迎え
Scene 1

鎖骨下の長さで
女らしさを楽しめる

ミディアムベースのふくりびウィッグをカットして、鎖骨下の長さに。どんな場面、どんな年代でも似合う、女性らしいスタイルです。全体に丸みを感じさせることで、やわらかい雰囲気に。

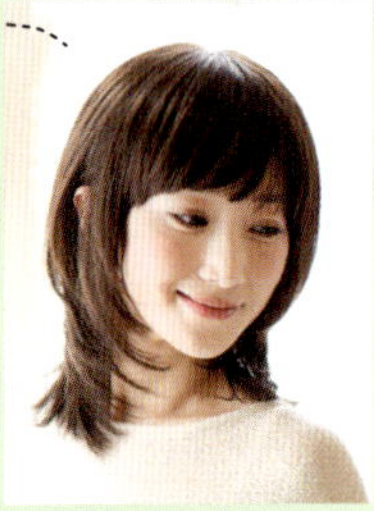

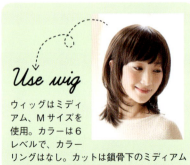

Use wig

ウィッグはミディアム、Mサイズを使用。カラーは6レベルで、カラーリングはなし。カットは鎖骨下のミディアムレングスに。前髪はフルバング、顔周りにはレイヤーを入れて軽さをプラス。

優しげな雰囲気を感じさせるミディアムスタイルは、ウィッグであることを感じさせないナチュラルさが魅力的。前髪から顔まわりにつながるレイヤーが、ウィッグを似合わせるスタイルのポイントになるそうです。

「全体的に丸みをもたせることで、やわらかい雰囲気を演出しました。縦長のフォルムになるとシャープになってしまうので、レイヤーをどう入れていくかは、実際に頭にかぶせながら調節。衿足のすそ部分だけ毛先が内巻きになるようにブローして仕上げました」。

ミディアムヘアはアレンジのバリエーションが豊富なのもいいところです。パーティやお呼ばれの席では、アレンジを加えたおしゃれスタイルを楽しみましょう。

Hair designer

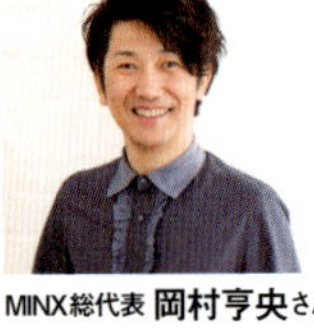

MINX総代表 **岡村亨央**さん

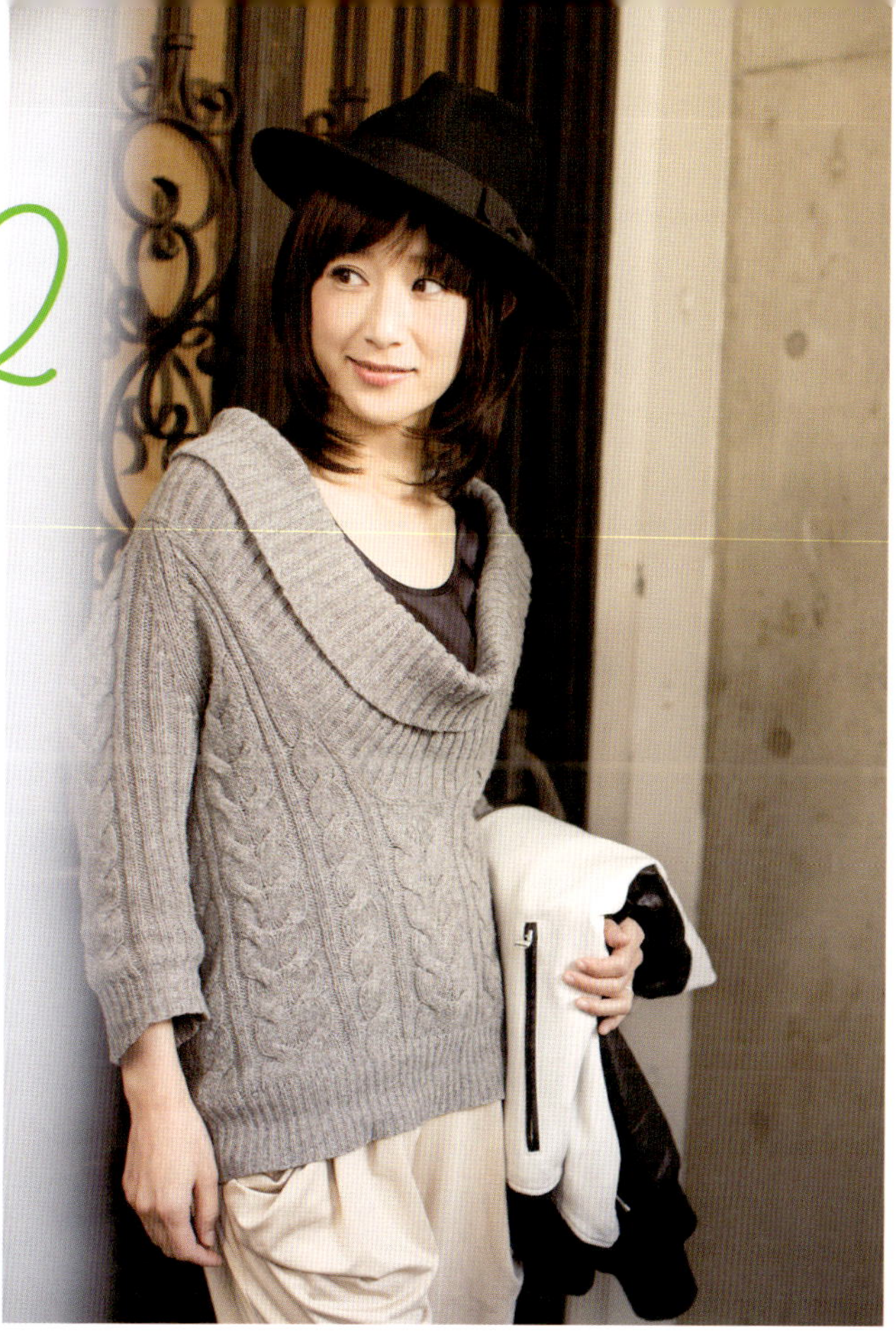

家族でお出かけ Scene 2

カッコよさと可愛い 雰囲気の MIX スタイル

ウィッグと一緒に買いたいのが、日常使いできるハット。カッコ良い雰囲気のものを選べば、ぐっとおしゃれ度がアップ。髪が広がらないように、サイドの髪を耳にかけてボリュームをおさえて。

Styling

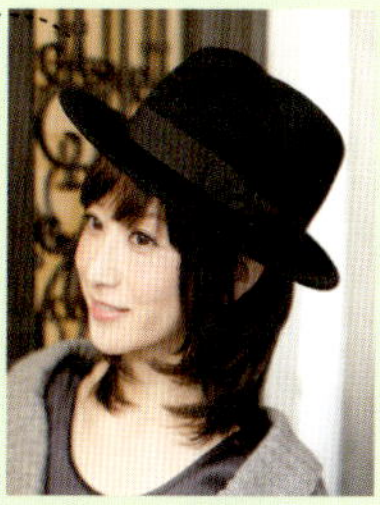

毛先全体を内巻きにしておくことでハットをかぶっても、女らしく。サイドの髪を耳に軽くかけてから帽子をかぶります。前髪は、斜めに流すように整えて、シャープな雰囲気を出して。

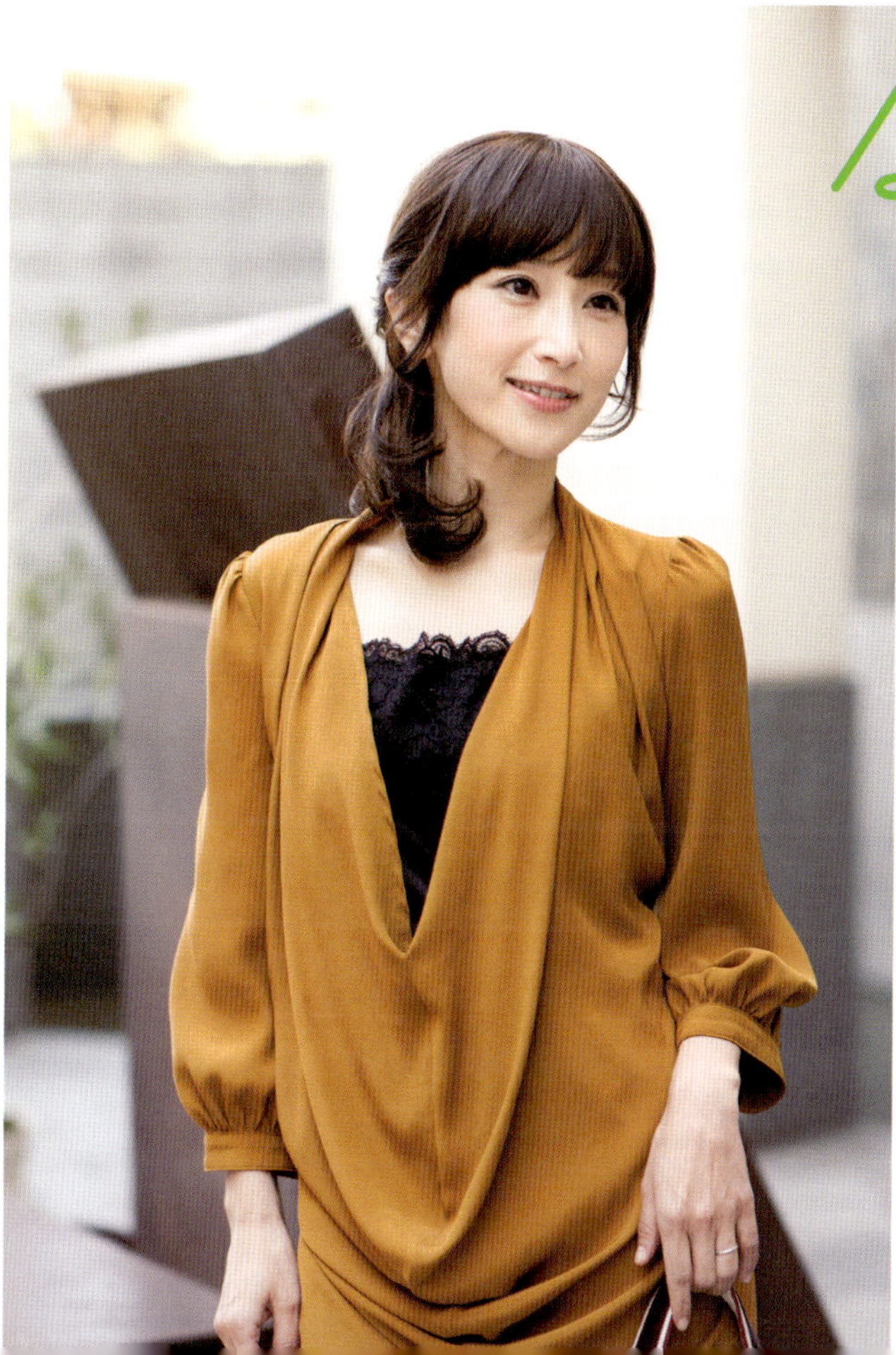

結婚パーティ Scene 3

ウィッグでもまとめ髪 OK! 自信がもてるアレンジヘア

結婚式やパーティなどの場面では、華やかなヘアアレンジに挑戦を！ウィッグがズレにくいからこそできるアレンジで、自毛のようなスタイルを楽しめることを改めて実感できます。

Styling

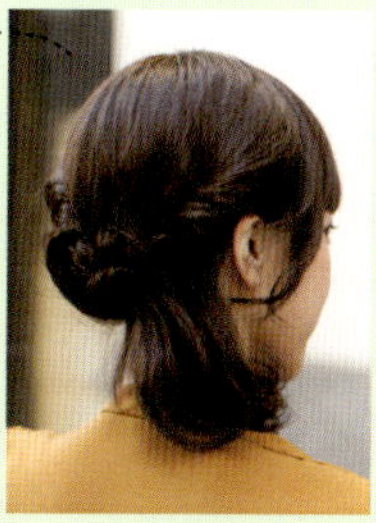

髪全体を軽い内巻きに。左耳の上の毛束をとり、右耳の下に向けてねじってピンでとめます。同様に左サイドから毛束を取り出してねじっていって。最後に右サイドからも一束ねじってとめて完成。

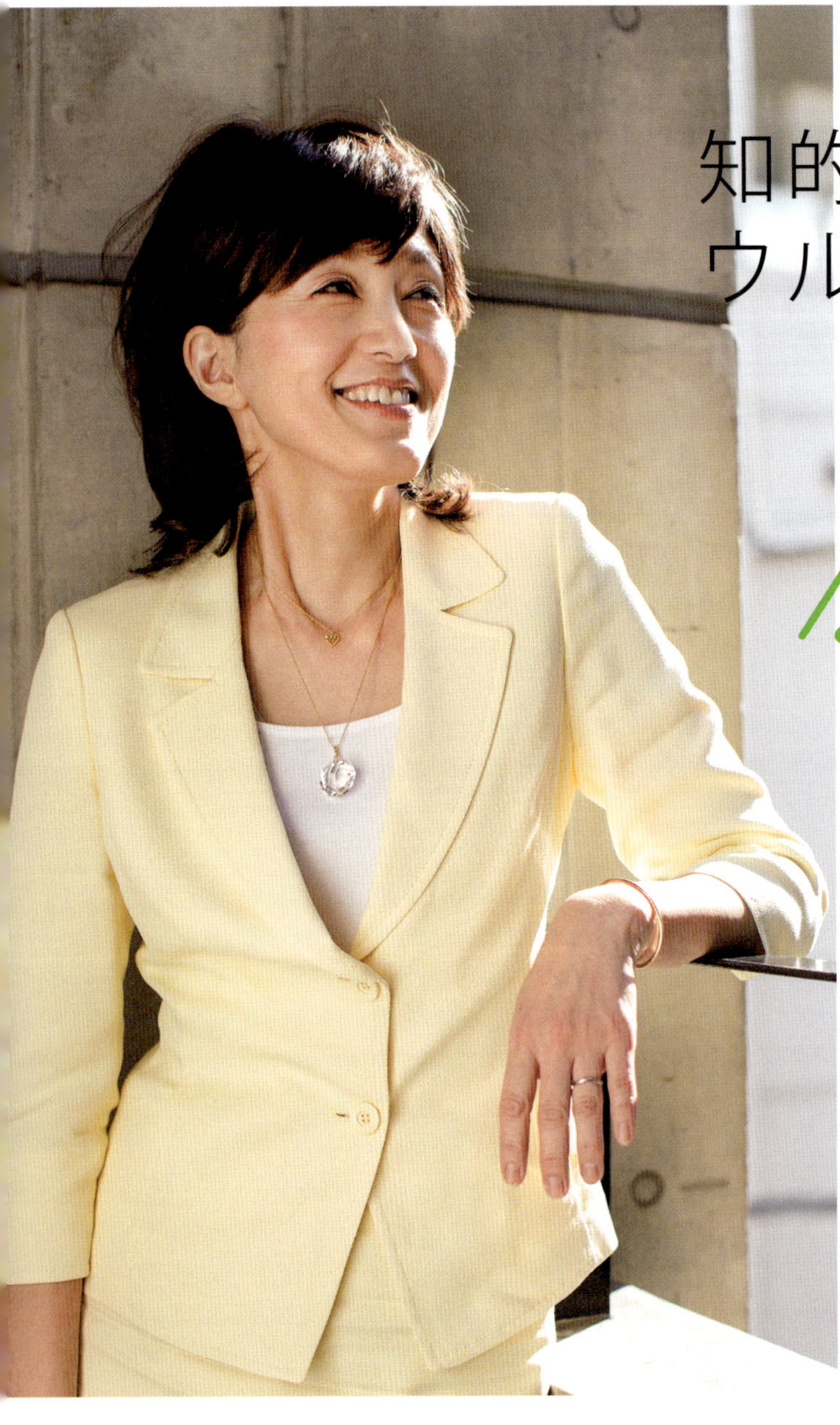

知的で品のある ウルフスタイル

お仕事モード
Scene 1

自然な毛流れを感じさせる 前髪の作り方がポイント

落ち着きと品格のあるミディアムウルフにカットしました。顔周りは耳にかけてスッキリさせることできりりと洗練された印象に。前髪は自然に横方向に流して、髪のボリュームを強調します。

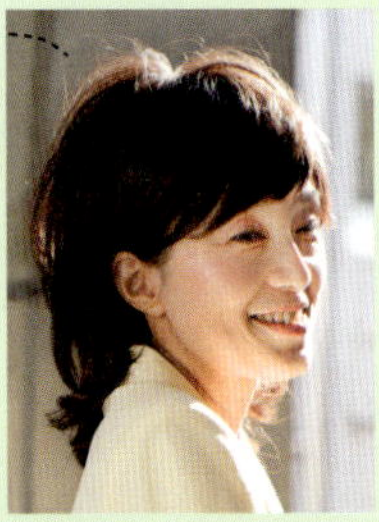

Use wig

ウィッグはミディアムのMサイズを使用。カラーは赤みをプラスしたベージュに。ベースカットはミディアムレイヤーのウルフスタイル。前髪はセンターを短くすることで流れを出しやすく。

大人の品格や年齢を重ねたからこそ醸し出せる美しさ。そんなスタイルを目指すなら、多めにレイヤーを入れたウルフスタイルがぴったり、と赤松さん。
「ウルフスタイルでいちばん大事なことは顔まわりのフィット感です。サイドの髪を耳にかけてフェイスラインをすっきり見せることで、若々しさや生き生きとした雰囲気が出てきます。前髪はセンターを短めにすることで、斜めに流したときも自然な毛流れを感じさせるように。そしてトップ部分だけは、ふわっとしたボリュームをプラスすることが若々しさのカギ！」
　アクティブにお仕事をする姿をイメージしたこのスタイルは縦長シルエットでウェイトを高めに設定することが似合わせのポイント。

Hair designer

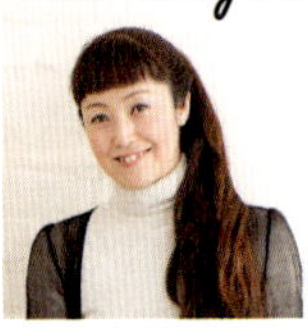

VeLO 赤松美和さん

ご主人と
レストランデート

Scene 2

ふんわりとした空気感が
素敵なおめかしスタイル

たっぷりとした巻き髪で、女らしさアップ。全体にレイヤーが入っているので、毛先から根元まで巻き込んでもふわっとした軽さののある仕上がりに。高級感のあるよそいきスタイルが素敵！

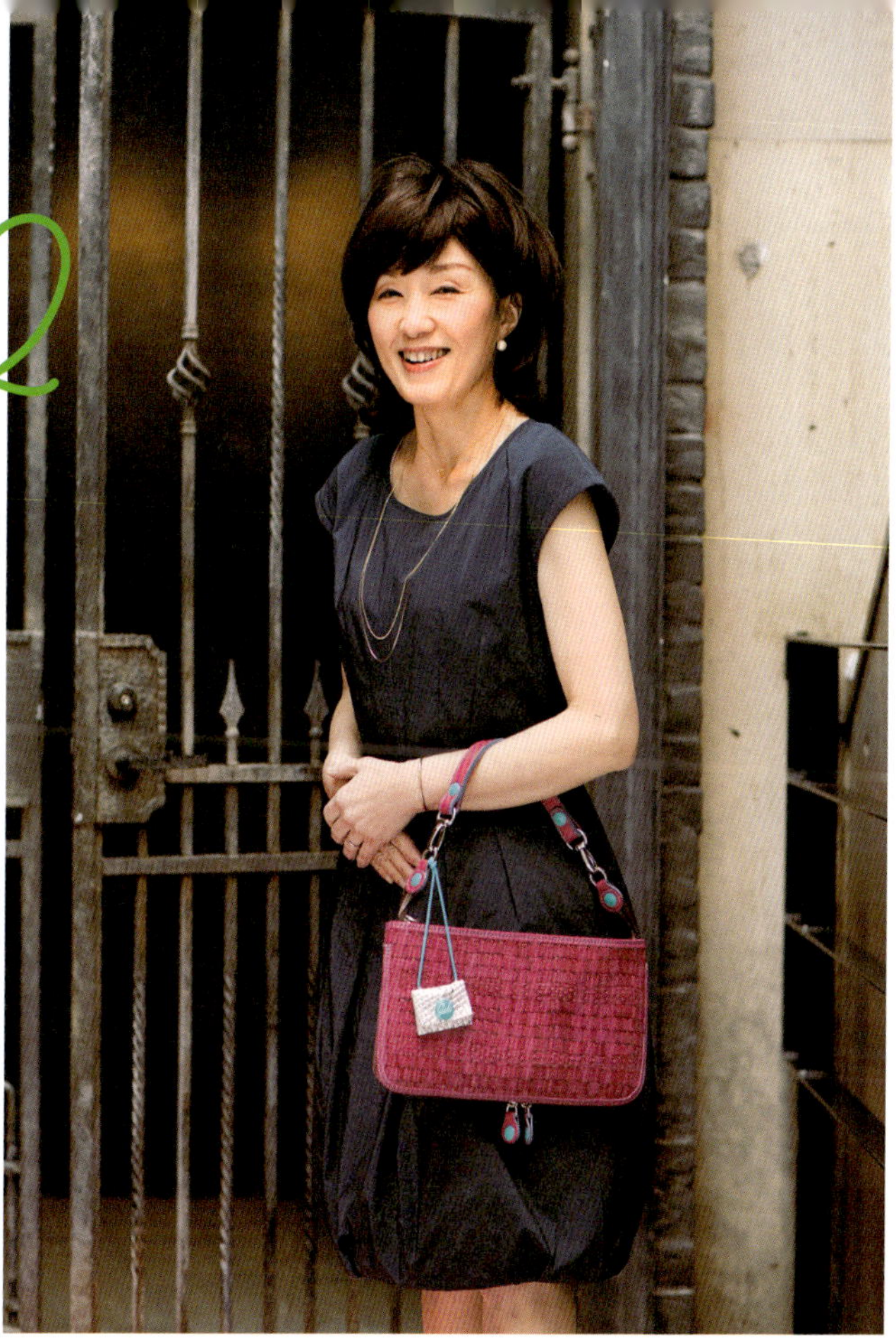

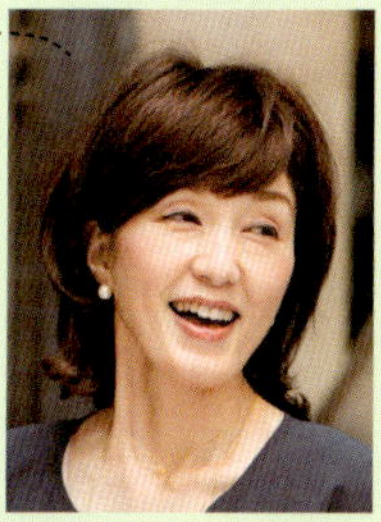

Styling

カールアイロンで全体を強めに巻いて整えます。平巻きで毛先から根元までしっかりと巻いて。トップ部分は太めのアイロンを使ってふんわりと。人毛だから、アイロンもカーラーも使えます。

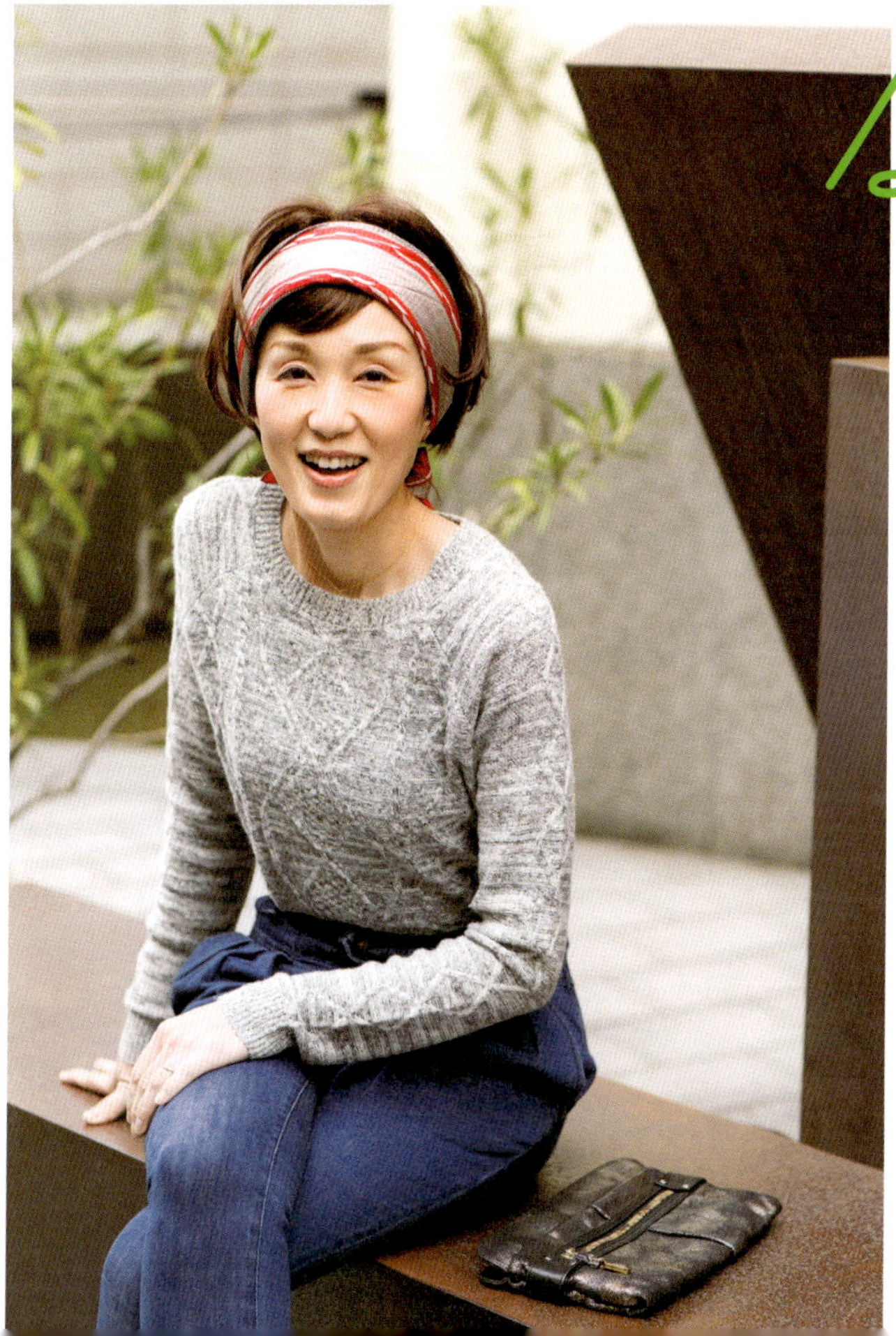

美術館へ

Scene 3

スカーフをアクセントに
したおしゃれなアレンジ

スカーフを合わせることでぐっとこなれたスタイルに変身。衿足をたたんでピンで留めることで、ボブスタイルのように見えるのも面白いところ。カジュアルなヘアでウキウキした気分に！

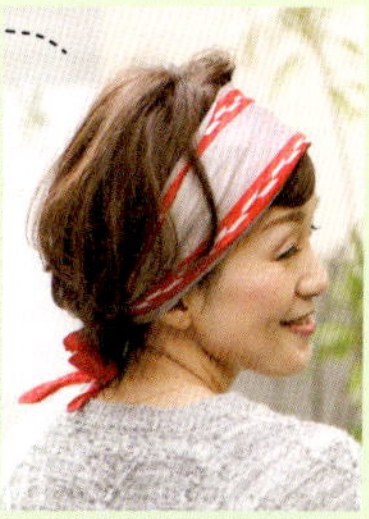

Styling

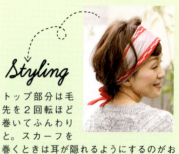

トップ部分は毛先を2回転ほど巻いてふんわりと。スカーフを巻くときは耳が隠れるようにするのがおしゃれのコツ。すその髪はスカーフの内側に入れこむようにピンで固定して。

抗がん剤投与中の爪のお悩み

Q & A

抗がん剤による爪トラブルの対処法や、
投薬中のネイルのケア方法をまとめました。

Q 01 抗がん剤投薬をはじめると、爪にはどんな影響がありますか？

A 抗がん剤の投与期間中は「変色する」「変形する」「黒いスジが入る」「薄くなり、割れやすくなる」「凸凹になる」などが見られます。もちろん、投薬の種類、個人差はありますが、中には「爪がはがれる」「出血する」や「指先に力が入らない」「痛がゆい」「じんじんする」といった症状がでてくる方も。爪を作っている細胞は分裂が盛んです。抗がん剤はそもそも細胞分裂が盛んな細胞の成長を妨げる性質を持っているため、特に爪は成長が阻害されたり、もろくなったりすることがあります。

Q 02 爪のトラブルはどれくらいで改善しますか？

A 抗がん剤治療が終われば、トラブルは徐々に解消し、必ずきれいな爪が生えてきます。生え替わる時期の目安は、手の爪が投薬終了後から５～６カ月。足の爪が１年～１年半くらいです。

Q 03 爪が黒く変色してきたのですが、戻りますか？

A 皮膚が黒ずむのと同じように、抗がん剤の副作用で爪も黒く変色する方がいます。理由は抗がん剤により皮膚の基底細胞の細胞分裂や増殖が障害されたり、爪の基底層にあるメラノサイト（メラニンを生み出す細胞）が刺激され、メラノサイトの活動が高まってしまうためと考えられています。新しい爪に生え替わるまで、時間はかかりますが、副作用による一時的なものです。できるだけ、クリームやオイルでの保湿を心がけ、爪の付け根を軽くマッサージするなどのケアを継続的に行ってください。

Q 04 指先が痛く、日常生活が困難な場合、対処法はありますか？

A 指先が痛くて「ボタンがかけられない」「字が書けない」「携帯のキーが押せない」といった、日常生活に支障をきたす方もいます。これは、簡単にいうと、爪の周囲の皮膚が炎症を起こすことにより、腫れたり、痛みが出たりするものです。抗がん剤の副作用で爪がもろくなり、亀裂が入ったり、剥がれたりするところから、皮膚が傷ついてしまい、炎症を起こしていると考えてください。酷くすると、腫れ上がってしまったり、肉芽という、しこりのような物ができてしまうことも。早い段階で主治医に相談して、必要な場合は皮膚科を受診しましょう。

Q 05 自宅でのマニキュアはいつ頃からできますか？

A 指先の痛みや腫れ、炎症や出血、『手足症候群』などの症状がない場合、マニキュアは爪の保護にも役立ちます。また、ネイルケアをすることで、気分転換になる人も多いので、「清潔」「短い爪」「保湿」といったネイルケアの基本を守りながら、カラーリングも楽しみましょう。
ただ、病院では末梢血管で酸素飽和度を測定したり、治療の進み具合を確認する場合もあるため、通院前には必ずオフしておくことが望ましいです。

Q 06

いつ頃から ネイルサロンに行ってもいい？ ジェルネイルはできる？

A 甘皮ケアだけなら、自宅でのマニキュアと同様、指先の痛みや腫れ、炎症や出血、『手足症候群』などの症状がない場合に限り、投薬中でもサロンケアができます。ジェルネイルは、指先で血中酸素飽和度を測るときなど、治療や診療の妨げになってしまうため、投薬終了後もしばらくはお休みするのがベスト。ただ、どうしてもジェルをしたい場合は、主治医に相談してみましょう。

Q 07

闘病中のネイルケアは どうしたらいい？

A 肌と同様に「乾燥」「外傷」が天敵です。クリームやオイルでの保湿を心がけ、怪我や炎症を引き起こさないよう清潔に保ち、手袋や靴下などで保護してあげましょう。爪のまわりに炎症がないときは、マニキュアや液体絆創膏が爪の保護に役立ちます。

①薄い綿の手袋や靴下で、爪を保護しましょう

爪に亀裂が入ったり、変形しているときは、タオルなどに引っ掛けてしまい、爪がはがれてしまうことも。日常生活は綿の手袋や靴下で爪を保護して。また、爪が伸びていると、ひっかける原因にもなるので長さを整えましょう。

②爪専用のやすりで整えましょう

爪切りではなく、爪専用のやすりを使って、長さや形を整えると、爪に負担が少なく爪を傷めません。

③マニキュアや液体絆創膏を使用する

爪の表面が凸凹になっている場合は、タオルや洋服をひっかけやすく、爪も傷つきやすい状態です。マニュキュアや液体絆創膏は、表面を保護して、爪の割れや剥がれるのを保護してくれます。使用する際はアルコールが入っていない液体絆創膏や除光液など、刺激が少ないものを選びましょう。

自宅でのケアとマニキュアの手順

●準備する物

エメリーボード（爪専用のやすり）、ボール、ウッドスティック、コットン、キューティクルクリーム、キューティクルオイル、ベースコート、カラーポリッシュ、トップコート、ノンアセトンリムーバー

●注意点

マニキュアを落とすリムーバーは、アセトンやアルコールが入っていない物を選びましょう。リムーバーをコットンにたっぷり含ませ、爪の上に置き、おさえるようにして拭き取ります。ゴシゴシと爪をこすらないように注意しましょう。使用後は手を洗い、クリームなどで保湿も忘れないように。

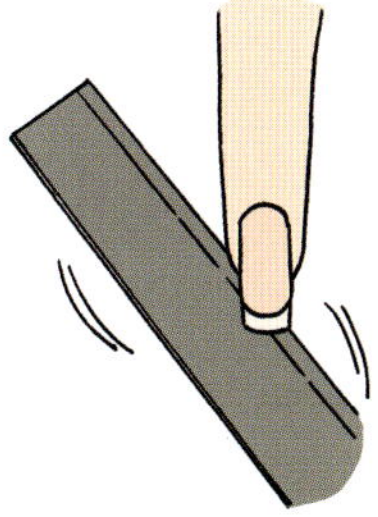

1 爪をエメリーボードで短く整える。コツは、ファイルの端を持ち一方方向に45度の角度で前後に動かしていきます

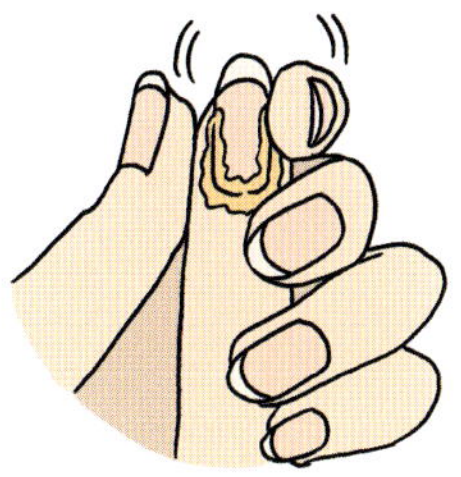

2 キューティクルクリームを爪の根元に塗り、マッサージしながら爪や爪周辺になじませます

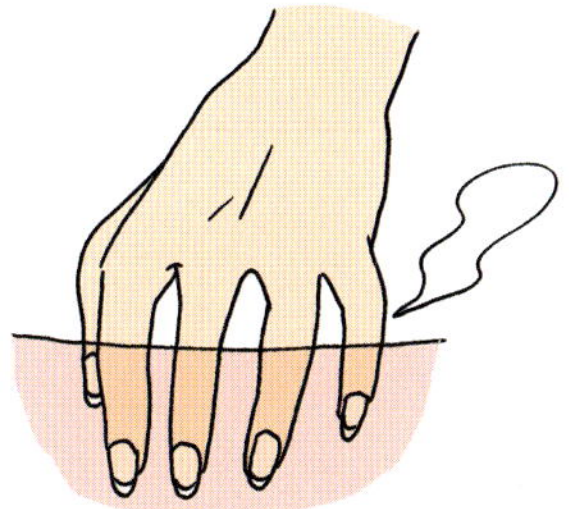

3 マニキュアボールにぬるま湯と液体ソープを入れて指をつけます

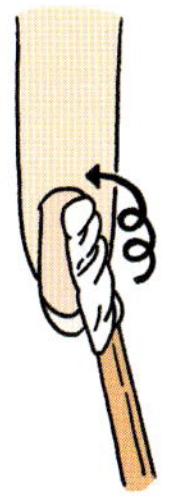

4 ウッドスティックにコットンを巻きつけキューティクルをクルクル円を描くように押し上げていくきます

5 爪の根元にオイルを塗布し、爪の根元から爪全体にかけて優しくマッサージします

6 ベースコート→カラーポリッシュ→トップコート→キューティクルオイルの順番で塗って。（マニキュアを塗る前に、ノンアセトンリムーバーを含ませたコットンで爪を拭くと、マニキュアの持ちがよくなります）

抗がん剤投与中の
肌＆まつ毛のお悩み

Q & A

肌やまつ毛などにも副作用が出ることがあります。
正しくケアして、お化粧も楽しんでください。

Q 01 抗がん剤投薬をはじめると、肌にも影響がありますか？

A 投与する抗がん剤の種類により異なりますが、副作用で皮膚障害が起こる方もいます。

主な副作用の症状は２つです。ひとつは手や足の裏、指先が知覚過敏になり、ひりひりしたり、ちくちくする、ほてりや赤い斑点（紅斑）、腫れなどが起こる「手足症候群」。もうひとつは、皮膚や爪の色が黒ずむ、爪の変形、爪にスジが出る「色素沈着」です。その他にも乾燥によるひどいかゆみ、免疫力低下によるじんましん、薬剤による薬疹などが起こる方もいます。皮膚に何かしらの症状が出た場合は、主治医に相談して、皮膚科の受診をおすすめします。抗がん剤治療と並行して、皮膚の症状を緩和していくことも可能です。

Q 02 皮膚障害はどれくらいの期間続きますか？

A 薬剤の影響がなくなれば、皮膚の状態も改善していきます。だいたい投薬終了後、１カ月～１カ月半で皮膚障害の症状は落ち着いていくと考えてください。

Q 03 日常生活で気をつけられることはありますか？

A じんましんや薬疹以外の症状に対しては、日常生活でのケアが効果的です。「清潔にすること」「保湿すること」を基本に、こまめなケアを行ってください。また、肌やがん細胞の酸化を防ぎ、副作用全体を緩和する「高濃度ビタミンC点滴」は、皮膚障害の症状も和らげる効果があります。自費診療になりますが、興味のある方は主治医に相談してみましょう。

1. 皮膚を清潔に保ちましょう

知覚過敏を起こしている手足を洗うときは、刺激の少ない石けんを利用し、アルコールを含んだ化粧水などは避けましょう。

2. 皮膚を保湿しましょう

保湿クリームやローションをこまめに塗りましょう。保湿しておくことが副作用の症状緩和につながります。

3. 日焼け、外傷に要注意

投薬中は皮膚にこれ以上の負担をかけない、予防的ケアが中心です。とくにUVケアと、かき傷をつくらない工夫が大切。

Q 04 皮膚や爪の黒ずみが出た場合のケア法は？

A 黒ずみの主な原因は、皮膚の基底層にあるメラノサイト（メラニンを生み出す細胞）が刺激され、メラノサイトの活動が亢進し、ターンオーバーが追いつかないことです。このような皮膚状態のときは、とにかく保湿が優先。いろんな成分が入っている高機能な保湿系コスメは避けて、成分が限りなく水に近いローションを１日に何度も塗ってあげましょう。ワセリンで保護してあげるのも有効です。また、日焼けには十分に注意が必要です。日光にあたり過ぎると、メラノサイトがさらに刺激され、黒ずみが悪化します。

Q 05

にきびのようなブツブツが出てきた場合のケア法は？

A 投薬開始後、数日〜２週間をピークににきびのようなブツブツが出る「ざ蒼様皮疹（ざそうようひしん）」という症状が出る方がいます。にきびとは違い、必ずしも細菌感染を伴いません。頭部、顔、胸、下腹部、背中、腕や脚にできることが多く、毛穴近くにできると、強い痛みを感じる場合も。症状が強い場合は抗生剤の服用で改善しますので、主治医に相談してみてください。

Q 06

ほてりや熱感のあるブツブツが出てきた場合のケア法は？

A 皮膚に赤いブツブツや斑点がでてくる「発疹・紅斑」という症状です。ひどくなると、皮膚がむけてしまう方も。悪化させないためには、やはり保湿が重要です。症状がひどくなる場合は、ステロイド剤や皮膚の冷却で改善するので、主治医に相談しましょう。

Q 07

いつからエステサロンに行ってもよいでしょうか？

A 皮膚に症状がでている時期の施術は避けるのがベストです。投薬治療終了後、症状が落ち着けば、フェイシャルもボディも受けて大丈夫。だいたい投薬終了から１カ月〜１カ月半が目安。症状がピーク時より落ち着いてきたぐらいの時期に受けるのであれば「皮膚をこすらない」「皮膚を刺激するコスメを利用しない」に注意を払って施術してもらってください。

Q
08

自分でできる顔のマッサージはありますか？

A 「ごりごりする」「皮膚をこする」マッサージはNGです。顔を指の腹で押し、少しコリがある部分を指で押し、筋肉を少し動かしてあげるだけで、血行がよくなり、顔色や皮膚症状の改善につながります。皮膚障害がでている箇所だけを避ければ、症状がでているときも「押し→筋肉を動かす」は、行っても大丈夫です。

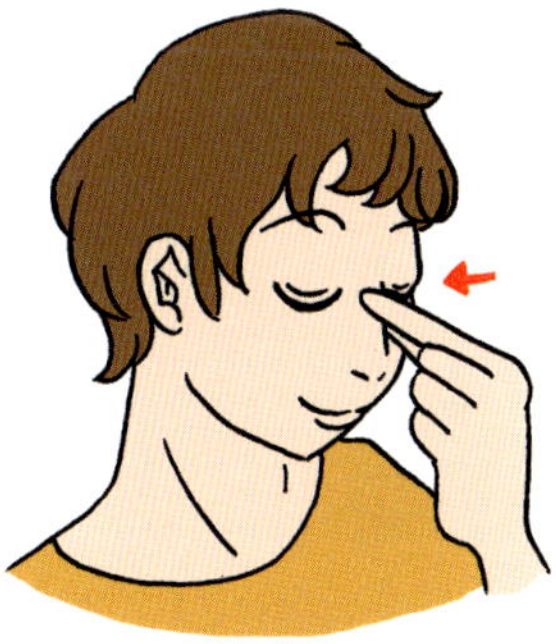

軽く目をとじ、親指と人差し指で目頭を押さえます。押した状態のまま、小さく首を左右に振り、次に首を縦に振っていきます。目疲れの改善にも。

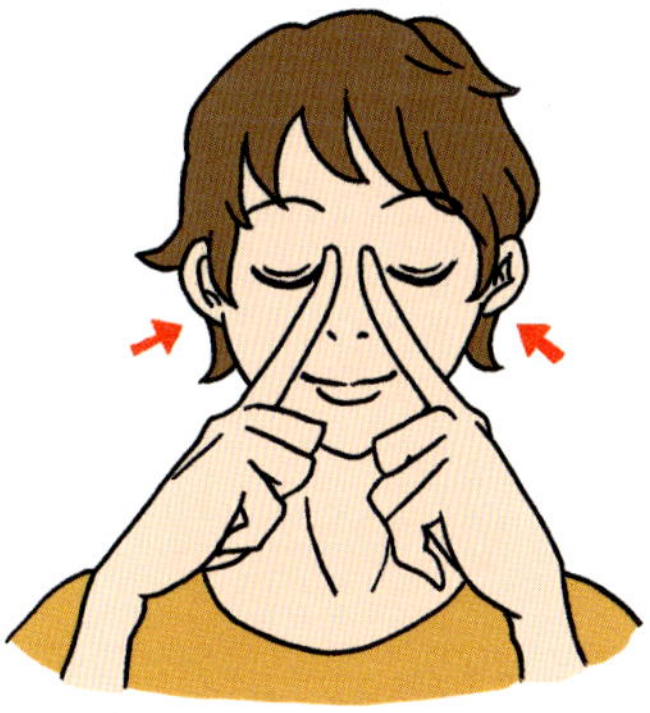

鼻の脇にひと差し指を置き、軽く押します。押した状態のまま、軽く首を縦に、横に動かしてみましょう。「YES・NO」を繰り返すイメージ。

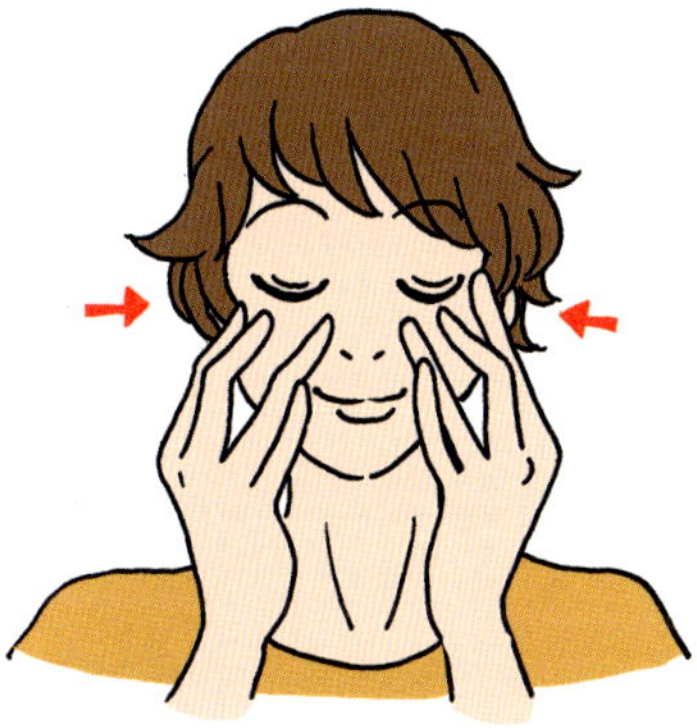

指の腹をつかって、目の下、ほほ骨のあたりを押します。気持ちよいと感じる場所で3～5秒押し、離します。何回か繰り返し行っていきましょう。

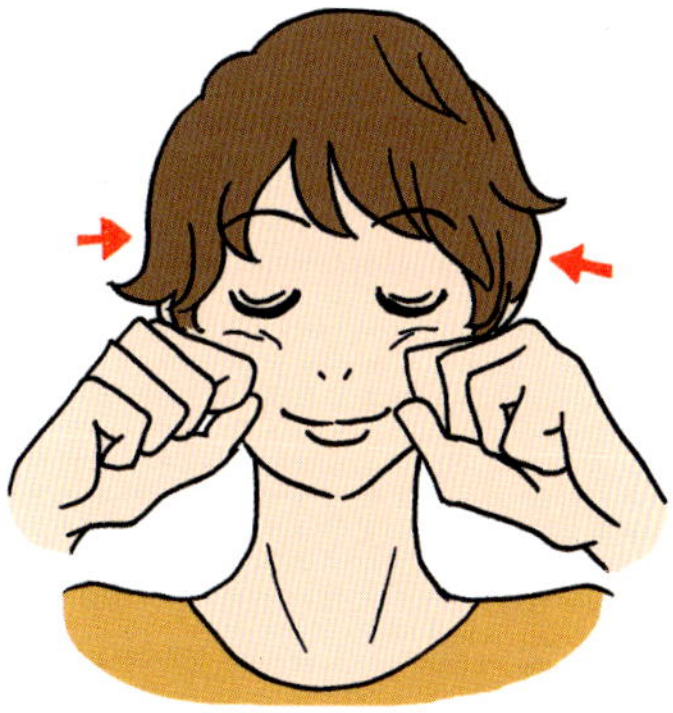

軽く下を向いたら、両手で拳をつくり、ほほ骨の下に押しあてます。押した状態のまま、首を左右にふったり、縦に頷いたりを繰り返しましょう。

Q 09
どうして肌に副作用が出るのでしょうか？

A 抗がん剤により皮膚の基底細胞の細胞分裂や増殖が阻害されたり、皮膚の基底層にあるメラノサイト（メラニンを生み出す細胞）が刺激され、メラノサイトの活動が高まってしまうためと考えられています。
ちなみに、皮膚障害を起こす可能性がある抗がん剤は、フルオロウラシル（5-FU）、カペシタビン（ゼローダ）、ドセタキセル（タキソテール）、シタラビン（キロサイド）などです。

Q 10
抗がん剤でまつ毛も抜けますか？

A 薬剤の種類や個人差はありますが、まつ毛や眉毛、その他の体毛も脱毛する場合もあります。頭髪に比べ生え変わるサイクルが長いため、目に見える影響があらわれるのは、頭髪よりも少し遅れることが多いです。

Q 11
まつ毛の脱毛で困ることはどんなことですか？

A まつ毛は、ゴミや汗が目に入らないように保護する役割があります。そのため、まつ毛が抜けると、ゴミや塵が目の中に入りやすくなったり、汗が入り込むなど、生活しにくさを感じられる方が多いでしょう。外見的にも「目の輪郭がぼやける」ことで印象が変わったり、「メイクがしづらい」といった声も多く聞きます。そのため、脱毛期間はつけまつ毛を使用される方が多いようです。また、眩しさを強く感じたり、乾燥する人もいます。メガネをかけて対策することもできます。

つけまつ毛の使用法を教えてください

● 準備する物

つけまつ毛、専用の糊、鏡、眉毛ばさみ、ピンセット、綿棒、ホットビューラー、アイメイク用品

● つけまつ毛をつける前に

1. まつげ以外のアイメイクをしておきます。まずアイランは瞼の粘膜ぎりぎりに引いておきましょう。つけまつ毛をつけても自然な仕上がりに。
2. つけまつ毛をしたあとは、うまく馴染まないことがあるので、アイシャドーを先に塗っておきましょう。
3. 自まつ毛がある場合は、自まつ毛をホットビューラーでカールさせておきます。

● 外し方

アイメイク用のリムーバーをコットンにとり、つけまつ毛の上から糊部分を溶かすように濡らします。無理に引っ張らないように、ゆっくり丁寧に外しましょう。

● 保管の仕方

つけまつ毛は、上手に使用すれば何度か使えます。使用前につけまつ毛の根元にマニキュアのトップコートを塗っておくと、糊がはがれやすく、お手入れも楽に。使用後は、糊を丁寧にはがして、保管用のケースに入れておきます

1 つけまつ毛を自分の目幅の長さ、カーブに合わせて調整します。長い部分は眉毛ばさみでカットし、つけまつ毛の両端を持って何度か軽く曲げ伸ばしをしておきます。そうすることで、つけまつ毛の根元が柔らかくなり、自分の目の型に合った自然なカーブが作れます。

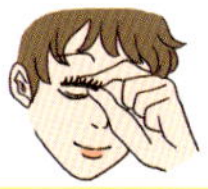

2 糊をつけます。両端に少し多めにつけ、少し乾いてから装着します。

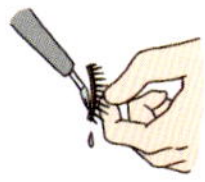

3 瞼の際につけまつ毛をつけます。中央を合わせて、目頭→目尻の順番に軽くおさえてなじませましょう。

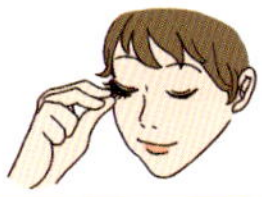

4 位置を調節するときは、綿棒でつけまつ毛をそっと移動させてください。

5 ホットビューラーでカール具合を調整してきます。

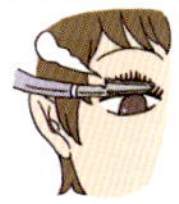

6 つけまつ毛の根元が目立たないようにアイラインを追加します。粘膜の内側を埋めるようにすると自然に見えます。

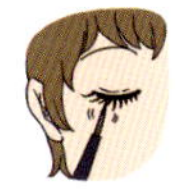

おわりに――大切な人のために

20年以上にわたる福祉理美容活動の中で、「外見のサポートは内面の活力につながる」と感じています。美しくなることがその人の自信につながり、すべてのパフォーマンスに影響を与えていくのだと思います。

がんと闘う多くの方に医療用ウィッグを作らせていただきましたが、最初は不安で泣いていた方も、病状や困っていることについて話をしながらウィッグを切りそろえている間に、どんどん表情が明るくなり最後は笑顔になっていきます。そして、ウィッグが完成した時には、例外なくどの方も、前を向きまぶしい笑顔で「ありがとう」と言ってくださいました。

その姿を見て一緒に来たご家族やお友達が、ご本人以上に喜んでくださることも少なくありません。ご家族や周りにいる方々にとって、大切な人が綺麗になり喜んでいる姿を見られること、それを支えられることが、大きな活力となることにも気がつきました。

私たちにできることは、外見のサポートと相談に乗ることだけです。しかし、それにより患者さんやご家族の気持ちが少しでも軽くなり、前を向いて病気と向き合えるだけでなく、ときに闘う力にすらなるのであれば、僕らもまた自分たちの仕事への活力をもらっている、そう感じています。

最後になりましたが、サポートブックを刊行するにあたり沢山の方からの寄付、賛同を頂戴できたこと、社会的意義を認めていただいたことに大変感謝しております。また、制作にあたり撮影協力やサポートをしていただいた多くの方に、改めてお礼を申し上げたいと思います。

本当に、ありがとうございました。

NPO法人 全国福祉理美容師養成協会（ふくりび）理事長　赤木勝幸

ご支援ありがとうございました

ウインナー美容室 様
逗子メディスタイルクリニック様
(有)タイプフェイス様
(株)ツバキ薬粧
D.I.G.sol 様
Hair & Eye's LANDER BLUE 河本和也 様
HAIR'S GATE 岩間秀人様
hair switch 様
ヘアメイク ペルル 川久保公人様
Beautism 日置康貴 様
blanc 様
Blossom 様
ミカミ美容室 橋口晃 様
ゆとり炉の木 様
ROYS 佐伯龍 様

阿部裕志 様
石田好江 様
泉脇崇 様
尾熊英一 様
加藤美由紀 様
加藤和利 様
上村コウイチ 様
久我陽 様
黒崎勝之 様
小嶋智美 様
古謝道済 様
境秀樹 様
坂巻佳奈 様
佐々木扶美 様
佐藤友俊 様
清水忠正 様
田村宜子様
千葉俊宏 様
土屋サトル 様
戸成司朗 様
中村彰男 様
中村武士 様
錦織信子 様
西智弘 様
丹羽雄介 様
野嶋朗 様
夫馬俊絵 様
福吉彩子 様
福吉潤 様
冬野美晴 様
三宅立晃 様
森田英一 様
山口貴史 様
吉永剛 様
吉崎裕一 様
渡部綾 様
渡辺ゆきこ 様

このほか、250 名以上の方々のご支援により、このサポートブックを発行することができました。心よりお礼申し上げます。

NPO法人ふくりびの活動

誰もがその人らしく美しく過ごせる社会の実現を目指して

ビューティキャラバン

大学・企業との協働で実施しているおしゃれリクリエーションイベント。ファッションコーディネートやヘアメイクをして大変身した後は、プロカメラマンによる撮影会も実施。はじめは恥ずかしがってうつむいていた方も最後にはキラキラと素敵な笑顔に。

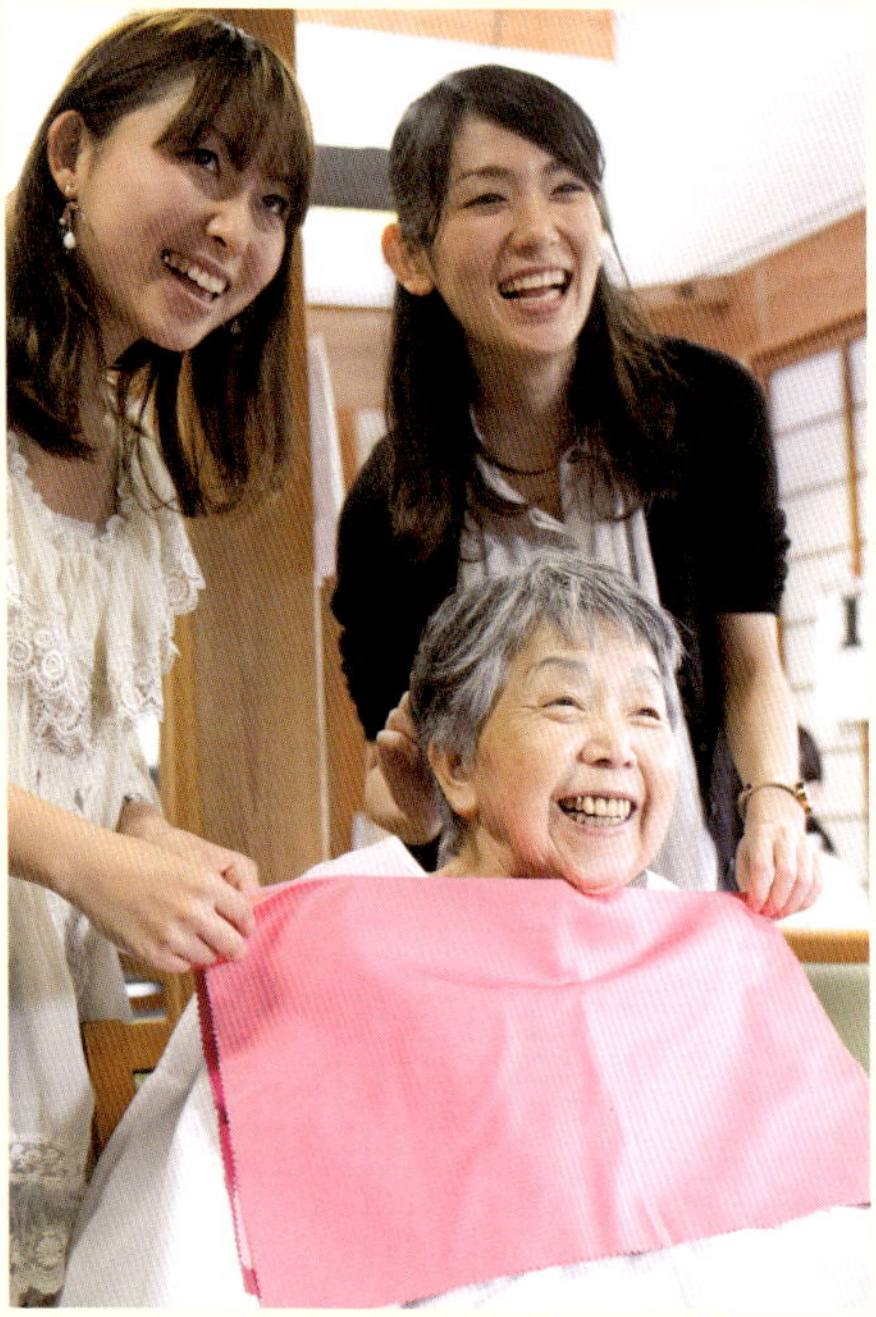

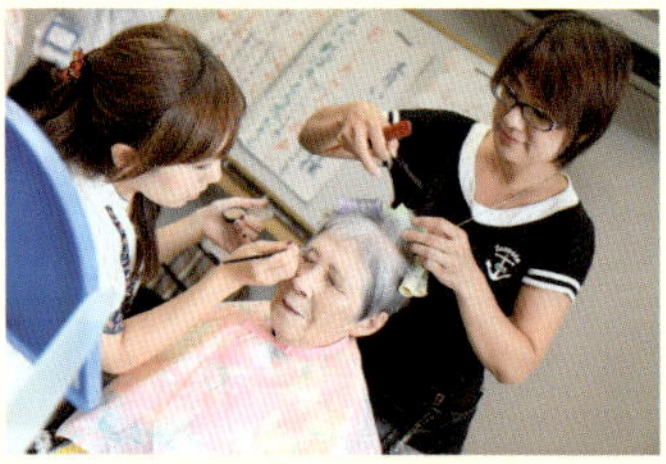

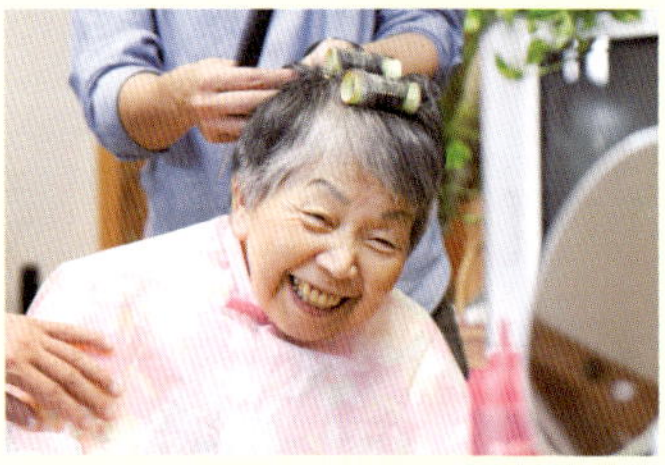

医療用ウィッグ

100％人毛で制作しているのでカラーやパーマ、カットも楽しめ、好みにあわせたスタイルを選択することができる。提携している美容室で販売しているため、髪のプロがサポートしてくれる安心感も。

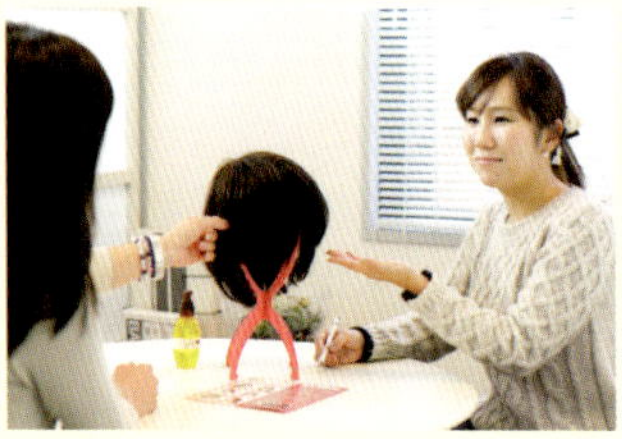

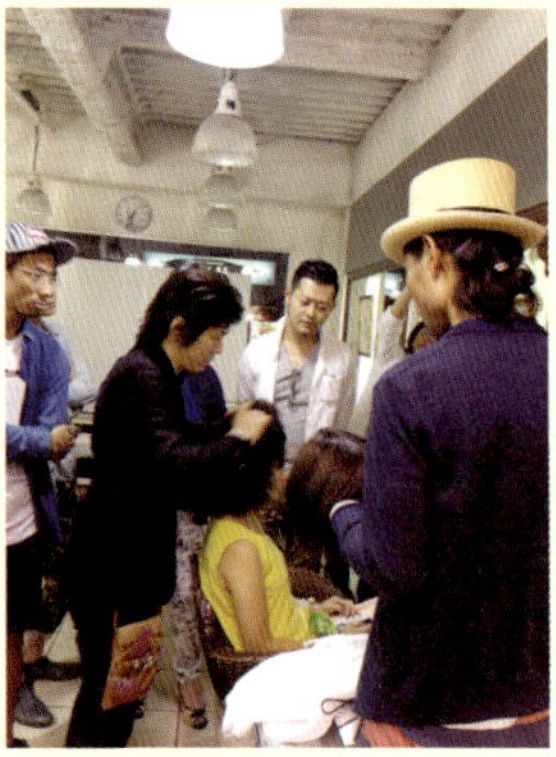

“ふくりび”は美容・医療・介護・ファッションなどの多職種の専門家が、それぞれの得意分野を活かして社会貢献活動をする、プロフェッショナルNPOです。

どんな時も“あなたらしく”過ごすことができる社会の実現を目指して、20年にわたり訪問理美容をはじめとした、多岐に渡る活動をおこなってきましたが、そのすべてが「福祉理美容」活動です。

理美容の持つ力は小さいかもしれません。しかし、とても素敵な力だと思っています。この力が、社会を明るく楽しいものに出来ると信じています。

知的障がい者の身だしなみ講座

大学・企業との協働で、洗顔、ひげそり、メイクなどの身だしなみの基礎を指導している。外見や身だしなみは、障がい者支援の現場で、支援しにくい部分。プロの美容師に教えてもらえることや褒めてもらった経験が、その後の強い自信につながっている。

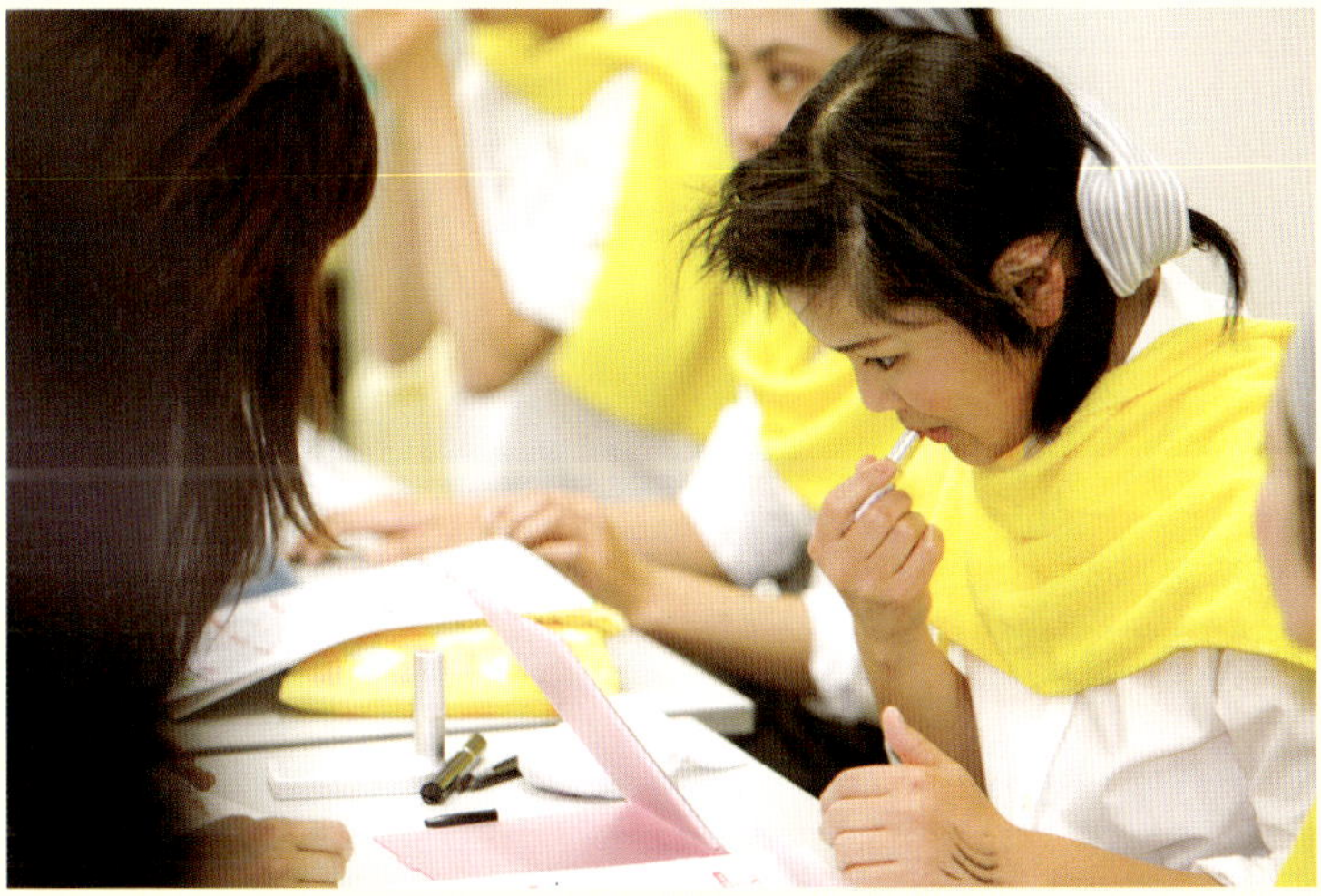

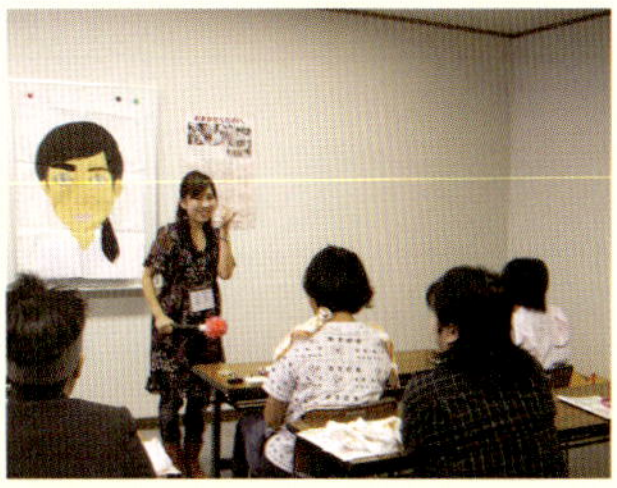

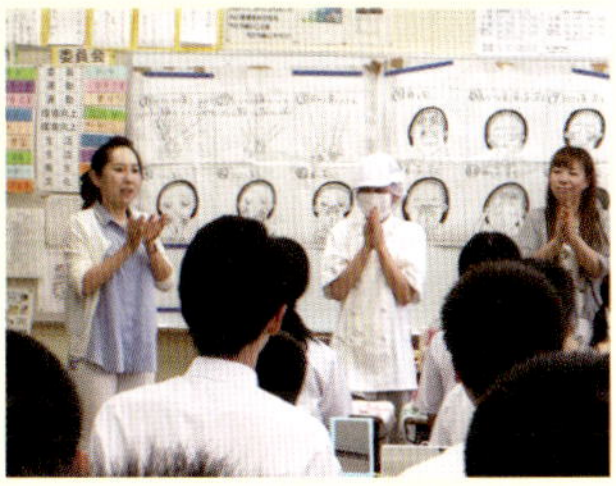

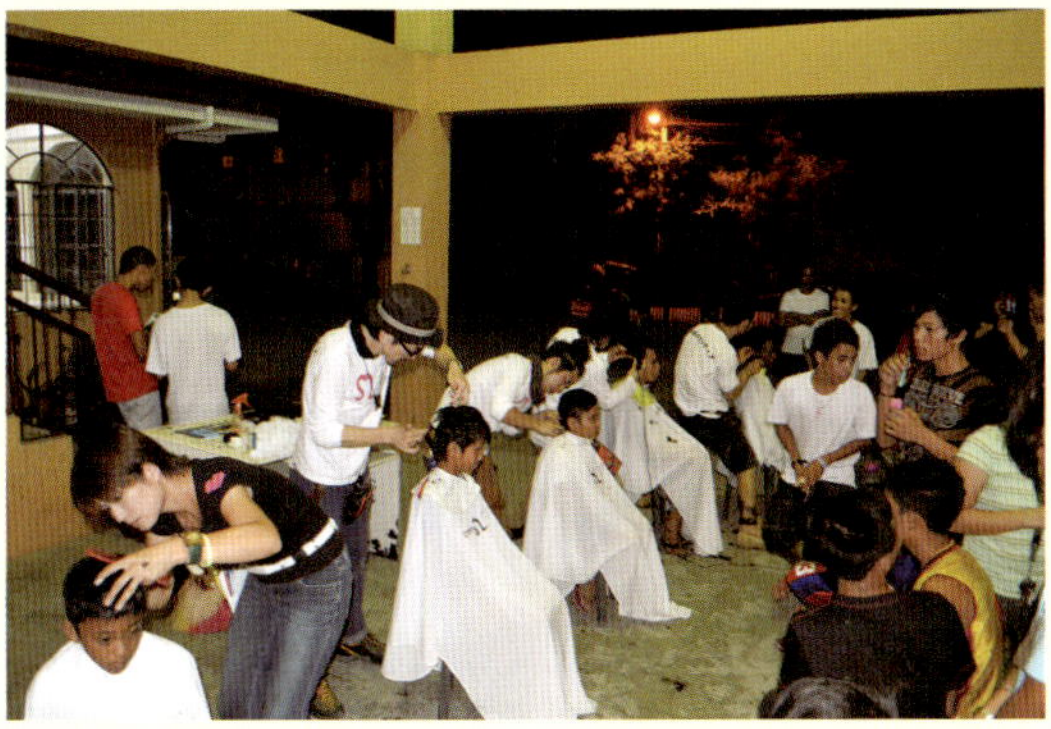

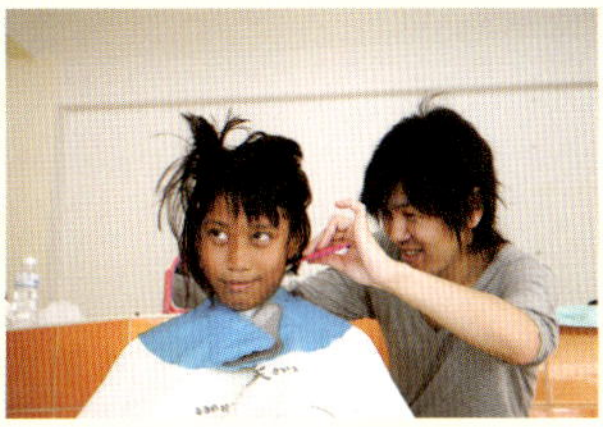

カットボランティア

多くの子はプロに髪を切ってもらうのは初めての体験。プロの技術を間近に見たことで、将来の夢が美容師になった子も。様々な事情から孤児院で暮らしている子どもたちに、カットで喜んでもらうだけではなく、将来の夢や希望も与えている。

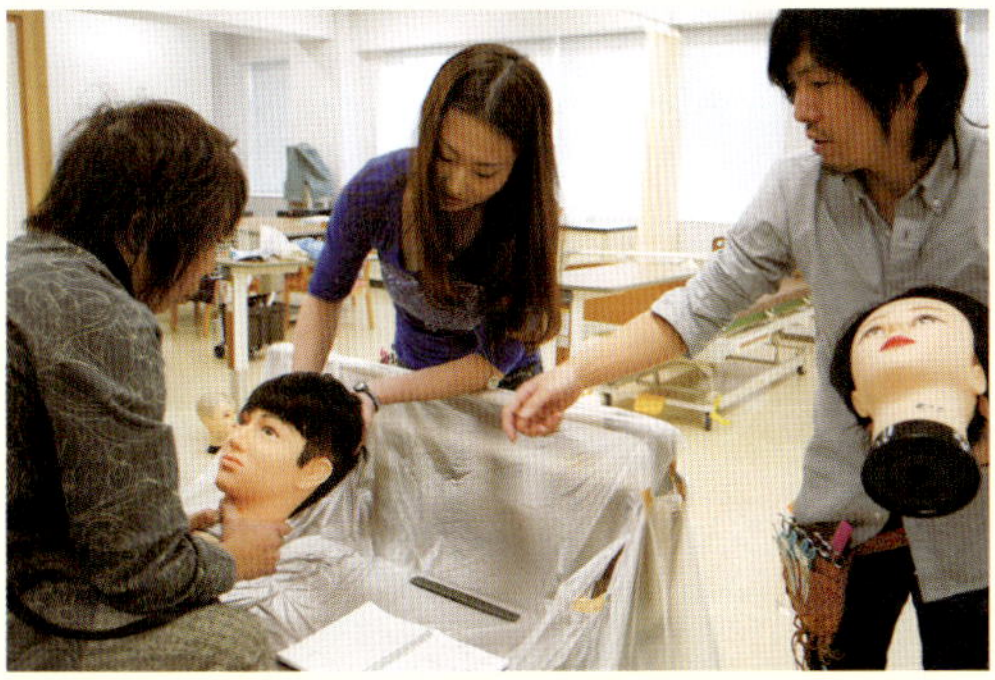

福祉理美容師の育成

理美容の技術や知識を活かし、福祉や介護の世界でも活躍できる人材を育成するための講座を開講。美容の分野だけではなく、看護・福祉・介護の知識もしっかりと学ぶことで、幅広く社会貢献できるプロを養成している。

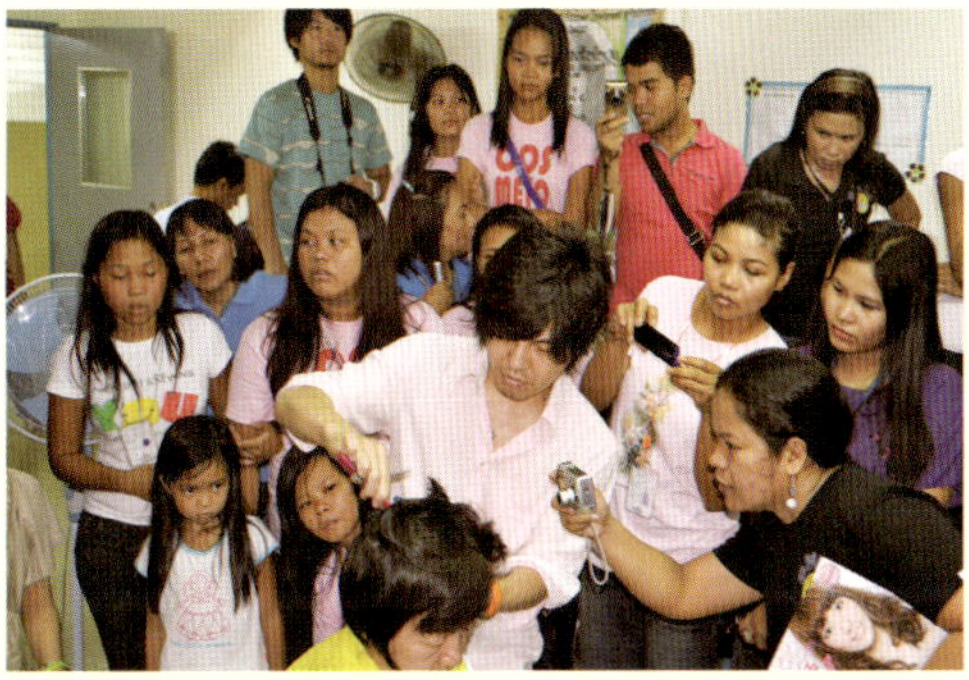

途上国での職業訓練

フィリピンのセブ島にある職業訓練センターで、現地の若者に理美容やネイリストの技術をトレーニング。訓練を続けながら、働くことができる場がないという状況を改善するため現地にサロンもオープン。継続的に就労支援ができるようなビジネスモデルを構築している。

【お問い合わせ先】特定非営利活動法人　全国福祉理美容師養成協会（NPO ふくりび）052-801-5203　info@fukuribi.jp

● 英治出版からのお知らせ

本書に関するご意見・ご感想を E-mail（editor@eijipress.co.jp）で受け付けています。

また、英治出版ではメールマガジン、ブログ、ツイッターなどで新刊情報やイベント情報を配信しております。ぜひ一度、アクセスしてみてください。

メールマガジン	：会員登録はホームページにて
ブログ	：www.eijipress.co.jp/blog/
ツイッター ID	：@eijipress
フェイスブック	：www.facebook.com/eijipress
Web メディア	：eijionline.com

がん闘病中の髪・肌・爪の悩み　サポートブック

発行日	2015 年　3 月 31 日　第 1 版　第 1 刷
	2018 年　7 月 25 日　第 1 版　第 2 刷
著者	赤木勝幸　岩岡ひとみ
発行人	原田英治
発行	英治出版株式会社
	〒 150-0022 東京都渋谷区恵比寿南 1-9-12 ピトレスクビル 4F
	電話　03-5773-0193　　FAX　03-5773-0194
	http://www.eijipress.co.jp/
プロデューサー	山下智也
編集	佐藤友美
撮影	中村彰男
イラスト	大坪ゆり
取材・文	坂本真理　藤村真貴奈　丸岡彩子
編集協力	河合ゆかり　杉本彩子
ヘアメイク	赤木勝幸（ふくりび）　赤松美和（VeLO）　岡村享央（MINX）
	千国美樹（Blossom）
印刷・製本	シナノ書籍印刷株式会社
デザイン	TYPEFACE（AD 渡邊民人　D 森田祥子）
装丁	TYPEFACE（渡邊民人）

ISBN978-4-86276-212-2　C0047　Printed in Japan